Autor: Dr. Farokh Master

Übersetzung: Susanne Isphording, HP und Mag. phil.

Lektorat: Carola Irl

Layout & Satz: Verlag Peter Irl / Titel und Layoutgestaltung
Yvonne Heinrich • www.unit5.de

Verlag und Vertrieb: Verlag Peter Irl
Neurieder Straße 8
82131 Buchendorf bei München
Telefon: 089/8935630
Fax: 089/89305321
E-Mail: info@irl.de
Internet: www.irl.de

2. Auflage 2009

ISBN 978-3-933666-16-1

SCHLANGEN

SPINNEN

PILZE

Taxonomie der homöopathischen Schlangen

Die Schlangenarten, die wir in der Homöopathie als Arzneimittel benutzen, können wie folgt zusammengefasst werden:

Homöopathischer Name (der wissenschaftliche Name lautet anders)	
Bungurus fascia	(Bungurus fasciatus)
Dedroaspis polylepis	
Elaps corallinus	(Micrurus corallinus)
Naja tripudians	(Naja naja naja)
Oxyuranus scutellatus	
Oxyuranus microlepidotus	
Hydrophis cyanocinctus	
Clotho aritans	(Bitis arietans)
Vipera Lachesis	(Bitis arietans)
Vipera acutica carinata	(Echis carinatus)
Vipera	(Vipera berus)
Vipera aspis	
Vipera redi	(Vipera aspis francisciredi)
Vipera torva	(Vipera berus berus)
Cenchris contortrix	(Agkistrodon contortix)
Toxicophis pugnax	(Agkistrodon piscivorus)
Bothrops	(Bothrops atrox)
Bothrop	(Bothrops lanceolatus)
Crotalus cascavella	(Crotalus duriessus)
Critalus horridus	(Crotalus horridus horridus)

Familie	Alte (Neue) Bezeichnung	Land
Elapidae	Bung. (Bung-f)	Indien & S.E. Asien
Elapidae	Dendro-p.	Südafrika
Elapidae	Elaps	Südamerika
Elapidae	Naja	Indien
Elapidae	Oxyu-s	Australien
Elapidae	Oxyu-m	Australien
Hydrophiidae	Hydroph. (hydro-c)	Indo-Pazifik
Viperidae	Cloth (Biti-a.)	C.&Südafrika
Viperidae	Vip-l-f (Echis-a)	C.&Südafrika
Viperidae	Vip-a-c. (Echis-c)	Afrika, Asien
Viperidae	Vip.	Europa, Nord Asien
Viperidae	Vip.a.	Süd Europa
Viperidae	Vip-r. (Vip-a)	Europa
Viperidae		Europa
Crotalidae	Cenchz	Nord Amerika
Crotalidae	Toxi. (Agki-p)	Nord Amerika
Crotalidae	Both-a	Süd Amerika
Crotalidae	Both (Both-l.)	Mittel Amerika
Crotalidae	Lach.	Mittel & Süd Amerika
Crotalidae	Crot-c.	Mittel & Süd Amerika
Crotalidae	Crot-h.	Nord Amerika

STICHWORTE UND RUBRIKEN

1. Schlangen gehören zu den Nachtreptilien. Die meisten von ihnen sind während der Dämmerung aktiv. Des Nachts kriechen sie hervor und fangen ihre Beute. Während der Morgenstunden sind sie eher faul.

Rubriken:

- Gemüt - kann nachts ohne die geringste Ermüdung aufbleiben
- Gemüt - Geistige Aktivität, nachts
- Gemüt - Froh, abends
- Gemüt - Erregung, nachts
- Gemüt - Hastig, nachts
- Gemüt - Fleißig, abends
- Gemüt - Redseligkeit, abends
- Gemüt - Gedächtnis - gut, abends

2. In verschiedenen Religionen wird die Verehrung von Schlangen erwähnt, besonders im Buddhismus und im Janaismus. Hier tragen die Tirthankars während der Meditation eine Kopfbedeckung, die eine siebenköpfige Kobra darstellt.

Rubriken:

- Gemüt - Wahnideen - Kontrolle einer höheren Macht, er sei unter der
- Gemüt - Religiös - Gemütsneigung
- Gemüt - Angst - Seelenheil
- Gemüt - Delirium, religiös
- Gemüt - Religiös, Melancholie
- Gemüt - Religiös, Wahnideen

3. Unter den Reptilien leben die Schlangen in der größten Zurückgezogenheit.

Rubriken:

- Gemüt - Verlangen, sich zu verstecken
- Gemüt - Verlassen zu sein, Gefühl

- Gemüt - Gesellschaft, Abneigung; Alleinsein Verlangen, allein zu sein
- Gemüt - Furcht - Menschen vor
- Gemüt - Furcht - vergiftet werden
- Gemüt - Menschenfeindlichkeit, Misanthropie
- Gemüt - Zurückhaltend

4. Schlangen können sich sehr schnell fortbewegen, nicht nur auf dem Boden. Viele von ihnen sind auch begehende Baum- und Strauchkletterer. Mit ihrer außergewöhnlich flexiblen Skelettstruktur schlängeln sie sich erstaunlich gut durch enge Ritzen und schmale Öffnungen.

Rubriken:

- Gemüt - Wahnideen - Luft - leichter als Luft; er sei
- Gemüt - Wahnideen - Luft - in der Luft schweben
- Gemüt - Umherwandern - Verlangen nach
- Gemüt - Reisen - Verlangen nach
- Gemüt - Kriecht - Boden, auf dem
- Gemüt - Zuckungen

5. Vielen Schlangenarten sind gierig und haben Futterneid.

- Gemüt - Eifersucht - Tiere oder leblose Objekte, auf
- Gemüt - Eifersucht - Verbrechen, bis zum
- Gemüt - Töten - Verlangen zu
- Gemüt - Töten - Vergiften, Impuls zu
- Gemüt - Wahnideen - Feind, umgeben von Feinden
- Gemüt - Streitsüchtig - Eifersucht, aus

6. Schlangen sind berüchtigt dafür, dass sie sich an anderen rächen, die ihre Brut stören.

Rubriken:

- Gemüt - Hass
- Gemüt - Hinterhältig, falsch, verschlagen
- Gemüt - Grausamkeit
- Gemüt - Destruktivität
- Gemüt - Boshaft (= heimtückisch, rachsüchtig)

- Gemüt - Boshaft - gemeine , böse Streiche; spielen ihren Mitschülern oder Lehrern - Schüler

7. Beim Angriff schlägt die Schlange mehrmals sehr schnell zu.

Rubriken:

- Gemüt - Schnell im Handeln
- Gemüt - Gedanken, schnell
- Gemüt - Gedächtnis - gut
- Gemüt - Eifersucht – Schlagen; treibt dazu, die Ehefrau zu
- Gemüt - Schlagen

8. Der Mensch wurde erst vor vier Millionen Jahren geboren and musste sich vielen Unwegsamkeiten stellen, um zu überleben. Die Angst vor Reptilien war eine darunter – aufgrund welcher später seine Abneigung gegen und sein Ekel vor Schlangen entstand. Folgende Eigenschaften eines Menschen würden wahrscheinlich unseren Widerwillen gegen ihn erwecken.

Rubriken:

- Gemüt - Hochmütig, arrogant
- Gemüt - Unverschämtheit, anmaßend
- Gemüt - Spotten
- Gemüt - Streitsüchtig
- Gemüt - Unanständig, unzüchtig
- Gemüt - Selbstsucht, Egoismus
- Gemüt - Argwöhnisch, mißtrauisch
- Gemüt - Gefühllos, hartherzig

9. Es gibt zwei Sorten von Schlangen, die eine lebt auf dem Land, die andere im Wasser.

Rubriken:

- Gemüt - Furcht - Wasser, vor
- Wasserscheu
- Wut beim Anblick von Wasser

10. Schlangen besitzen weder Füße, noch Schultergürtel oder Brustbein. Stattdessen haben sie eine schier unendliche Anzahl von Wirbel, manchmal bis zu 400 Stück. Sie bewegen sich kriechend.

Rubriken:

- Gemüt - Wahnsinn - kriecht - Boden, auf dem
- Gemüt - Wahnideen - Körper - lebendig - Seite, der Körper sei nur auf einer
- Gemüt - Wahnideen - Körper auseinanderfallen, würde
- Gemüt - Wahnideen - Luft - Körper, sei leichter als
- Extremitäten - Ungeschicklichkeit - Beine - Stolpert beim Gehen
- Extremitäten - Zittern - Beine
- Extremitäten - Gefühllosigkeit, Taubheit
- Rücken - Schmerzen - Dorsalregion
- Rücken - Spina bifida

11. Manche Schlangen besitzen Sensoren zwischen Augen und Nase, mit denen sie alles im Umkreis von 200 m wahrnehmen. Sie dienen als Orientierungshilfe beim Zubeißen.

Rubriken:

- Gemüt - Hellsehen
- Gemüt - Prophezeit
- Gemüt - Magnetisiert - leicht zu magnetisieren
- Träume - Hellsichtig - Betrunkenheit, bei

12. Die meisten Schlangen sind giftig.

Rubriken:

- Gemüt - Furcht - Vergiftet - werden - Furcht, vergiftet zu
- Gemüt - Wahnideen - Vergiftet - würde, vergiftet werden, er
- Gemüt - Wahnideen - Vergiftet - er - worden sei
- Gemüt - Töten - Vergiften - Impuls jemanden zu

13. Oft geschieht es, dass Schlangen sich gegenseitig auffressen. Ein bekanntes Symbol mit der Uroborus zeigt sie beim Verschlingen ihres eigenen Schwanzes.

Rubriken:

- Gemüt - Furcht - Tieren vor ; Furcht - Schlangen, vor
- Gemüt - Töten, verlangen zu
- Gemüt - Eifersucht
- Gemüt - Zorn
- Gemüt - Homosexualität

14. Der Penis der männlichen Schlange ist gegabelt und da sie blind sind, erkennen sie das Geschlecht ihres Paarungspartners erst beim eigentlichen Akt. Sobald sie merken, dass es sich um ein gleichgeschlechtliches Gegenüber handelt, werden sie aggressiv und streitsüchtig.

Rubriken:

- Gemüt - Eifersucht - Männern, zwischen
- Gemüt - Homosexualität, mit Redseligkeit
- Gemüt - Töten,verlangen zu
- Gemüt - Zorn
- Männliche Genitalien - Erektion - Anhaltend
- Männliche Genitalien - Erektion - Häufig
- Männliche Genitalien - Erektion - Heftig

15. Schlangen zeigen ein vielfältiges, exzessiv - agressives Sexualverhalten.

Rubriken:

- Gemüt - Zügellosigkeit
- Gemüt - Nymphomanie
- Gemüt - Unanständig, Unzüchtig
- Gemüt - Lasziv
- Gemüt - Delirium - Erotisch
- Gemüt - Mastrubation
- Allgemeines - Samenabgang - amel.
- Männliche Genitalien - Sexuelles Verlangen - Vermehrt

- Männliche Genitalien - Sexuelles Verlangen - Exzessiv

16. Ein Schlangenbiss verursacht eine Schwellung mit rötlich - blauen Flecken.

Rubriken:

- Allgemeines - Konvulsionen - Epileptisch
- Allgemeines - Schwellung - Erkrankter Teile
- Allgemeines - Schwellung - Aufgedunsen, Ödematös
- Allgemeines - Blutung - Gerinnungsfähig, nicht
- Haut - Farbe (Verfärbung) - Rötlich
- Haut - Farbe (Verfärbung) - Bläulich
- Haut - Farbe - dunkle Flecken

17. Schlangengift schädigt Nerven (neurotoxisch) und Blutbahnen (hämotoxisch).

Rubriken:

- Allgemeines - Blutung
- Allgemeines - Lähmung
- Gemüt - Wahnideen - Vergiftet - Er worden, er sei

18. Ein Schlangenbiss lähmt und hypnotisiert den Betroffenen.

Rubriken:

- Allgemeines - Lähmung
- Gemüt - Traum - wie in einem
- Gemüt - Gedanken versunken, in (Tagträumerei)
- Gemüt - Meditieren, Nachdenken
- Gemüt - Sitzen - Neigung - versunken und nichts wahrnehmend; wie in tiefen, traurigen Gedanken

19. Die meisten Schlangen leben in einer warmen Klimazone und in den fruchtbaren Tropenregionen.

Rubriken:

- Allgemeines - Wärme - amel.
- Allgemeines - Bett, in warmen (= Bettwärme) - amel.

20. Schlangen meiden direktes Sonnenlicht und Temperaturen über 80 Grad C. Sie ziehen kühlere Plätze vor.

Rubriken:

- Allgemeines - Licht - agg. - Sonnenlicht
- Allgemeines - Jahreszeiten - Sommer, im - agg.
- Allgemeines - Hitze - Wärme - agg.
- Gemüt - sich zu verstecken

21. Schlangenhaut fühlt sich kühl an. Schlangen sind Kaltblütler.

Rubriken:

- Allgemeines - Kälte - Extremitäten
- Allgemeines - Kälte - erkrankte Teile
- Haut - Kälte

22. Schlangen häuten sich im Frühling.

Rubriken:

- Allgemeines - Frühling, im - agg.
- Haut - Jucken - Frühling, im

23. Schlangen sind ein Symbol für Trunkenheit.

Rubriken:

- Gemüt - Alkoholismus - Erblich
- Gemüt - Delirium tremens

- Gemüt - Verwirrung - Berauscht - Rausch, wie nach einem
- Allgemeines - Speisen und Getränke - Alkohol - Beschwerden durch
- Allgemeines - Speisen und Getränke - Alkohol - Verlangen - agg.
- Verwirrung, als ob vergiftet
- Träume - Hellsichtig - Betrunkenheit, bei

24. Schlangen sind von Feuer angezogen.

Rubriken:

- Gemüt - Feuer - Nahe dem Feuer sein, verlangen
- Gemüt - Wahnideen - Feuer - Vision von
- Träume - Feuer

25. Giftschlangen sondern ihr Gift aus der Speicheldrüse ab. Vipern schießen es durch ihre hohlen Zähne heraus.

Rubriken:

- Entzündung der Parotis Drüse - Allgemeines - Entzündung - Drüsen, der
- Allgemeines - Entzündung - eitrig

26. Wenn die Schlange zubeißt, rotiert der Unterkiefer von links nach rechts. Auch beim Schlucken bewegen sich die Wirbel von links nach rechts. Bei der Schlange befinden sich die meisten Organe auf der linken Körperseite.

Rubriken:

- Allgemeines - einer Seite; Symptome - Links

27. Wenn die Schlange ihre Beute angreift, streckt sie ihre Zunge heraus, die dabei meistens zittert.

Rubriken:

- Gemüt - Beißen - Verlangen zu
- Mund - Herausstrecken - Zunge, der
- Mund - Zittern - Zunge

- Mund - Bewegung - Zunge - Schwierig
- Mund - Bewegung - Zunge - Heraushängen der Zunge
- Mund - Bewegung - Zunge - Hin und her
- Mund - Bewegung - Zunge - Seite zur anderen, von einer

28. Schlangen beißen nicht an ihrer Beute herum, sondern verschlingen sie.

Rubriken:

- Innerer Hals - Schlucken - Schwierig
- Innerer Hals - Schmerz - Schlucken - Leerem Schlucken, bei
- Innerer Hals - Schlucken - Flüssigkeiten schwieriger als feste Speisen
- Magen - Appetit - Heißhunger
- Magen - Appetit - Vermehrt

29. Die Verdauungssäfte sind so effektiv bei Schlangen, dass nur reine Harnsäure ausgeschieden wird. Schlangenkot ist meist reichhaltig und übelriechend.

Rubriken:

- Rektum - Flatus - Laut
- Rektum - Flatus - Übelriechend
- Stuhl - Geruch - Übelriechend
- Stuhl - Gewaltsam - plötzlich - in einem Schwall
- Stuhl - Reichlich
- Stuhl - Herausschießend

30. Die Ohren sind kaum entwickelt bei Schlangen. Anstatt zu hören, vibrieren sie über die gesamte Länge ihres Körpers.

Rubriken:

- Ohren - Gefühllosgkeit, Taubheit
- Ohren - Luft - Empfindlich gegen die Luft im Freien
- Hören - Schwerhörig
- Hören - Taubheit, Verlust des Gehörsinns

31. Die empfindlichste Stelle bei Schlangen ist der Kiefer- und Nackenbereich. Der Rest ihres Körpers besitzt eine starke Muskulatur.

Rubriken:

- Äußerer Hals - Schmerzen
- Äußerer Hals - Empfindlich gegen geringste Berührung
- Äußerer Hals - Enges um Hals vertragen, kann nichts
- Äußerer Hals - Zusammenschnürung
- Innerer Hals - Einschlafen, beim
- Innerer Hals - Klumpens; Gefühl eines Kloß, Globus hystericus etc.
- Innerer Hals - Klumpens; Gefühl eines - Schmerzhaft
- Innerer Hals - Lähmung
- Innerer Hals - Spasmen (=spasmodische Zusammenschnürung)
- Innerer Hals - Schlucken - unmöglich
- Innerer Hals - Schwellung - ödematös (Ödemae glottis)

32. Die meisten Schlangen haben nur eine Lunge, die linke ist stark verkleinert oder nicht vorhanden.

Rubriken:

- Brust - Emphysem
- Brust - Hepatisation der Lungen
- Brust - Entzündung - Lungen (Pneumonie)
- Brust - Ödem der Lunge, Lungenödem
- Brust - Tuberkulose (Schwindsucht)
- Brust - Tuberkulose - beginnende

BOTHROPS

Botanische und Pharmazeutische Daten

Bothrops Lanceolatus
Gelbe Viper
Fer-de-Lance
Fam. nat.: Crotalidae

Verbreitungsgebiet: Martinique

Gift in Glyzerinlösung, Potenzen in rektifiziertem Alkohol. Diese gelbe Viperart aus Südamerika hat keine Gemütssymptome außer „vergisst Wörter während des Sprechens", eine Eigenschaft, die wir als „nach Worten suchend" beschreiben könnten - siehe folgende Rubriken:

Gemüt
- Verwirrung, geistige
- Vergesslich - Worte beim Sprechen; vergißt
- Fehler, macht - Sprechen, beim (= sucht nach Worten) falsche Worte; benutzt

Leitsymptome - Gemüt

- Aphasie
- Vergisst Wörter beim Sprechen
- Macht Fehler, weil er falsche Wörter benutzt

Leitsymptome - Allgemeines

- Rechtsseitige Beschwerden
- Hämorrhagien
- Dunkles Blut, das nicht gerinnt
- Allgemeine Besserung in einem dunklen Raum
- Schmerzen durch Erschöpfung und Depression
- Lähmung aufgrund von Thrombose und Embolie

BESTÄTIGTE KLINISCHE INDIKATIONEN

I. Thromboembolie in den zentralen Gefäßen

Dieses Mittel hat sich als eine der wichtigsten homöopatischen Arzneien für jegliche Form von zerebraler Thromboembolien erwiesen - gekennzeichnet durch rechtsseitige Lähmung und vollständiger Aphasie.

Faulig - aashafter Geruch, der sich weder auf Schweiss noch auf Atem zurückführen lässt.

Zerebrale Hämorrhagie aufgrund von Kopfverletzungen.

II. Thrombose und Hämorrhagie der Hauptarterie in der Retina

Blutungen aus den Augen, Sehschwäche, die sich im Sonnenlicht verstärkt.

III. Gangrän, rechtsseitig

Knochengangrän, offene Beine mit nekrotisierenden Knochen.

IV. Lungenödeme

Gute Resultate auch bei sehr hartnäckigen Fällen.

CENCHRIS CONTORTRIX
Botanische und Pharmazeutische Daten

Schlange mit kupferfarbenem Kopf
Nordamerika
Fam. nat.: Ophidiane

Arzneimittel: Giftlösung

Diese Vipernart ist extrem reizbar in ihrer heimatlichen Umgebung. Sie greift ihren Feind bei der geringsten Provokation an. Prüfungen mit dem potenzierte Gift bestätigen ihr Wesen.

Rubriken:

Gemüt - Zorn - Unterbrechung, durch
Gemüt - Störungen; Abneigung gegen

Das zentrale Gemütssymptom ist **ein Gefühl der Bedrohung der eigenen Keuschheit.**
Die Umwelt stellt eine beständige Bedrohung dar. Dieser Zustand macht den Menschen extrem misstrauisch anderen gegenüber, die sich in seiner Nähe befinden.

Rubriken:

Gemüt - Wahnideen - verfolgt zu werden, er würde verfolgt
- Wahnideen - Visionen
- Argwöhnisch, mißtrauisch

Träume - Verfolgt zu werden - Tieren, von wilden
- Nackte Menschen, verfolgt zu werden
- Mann - von einem vergewaltigen, um sie zu vergewaltigen

Leitsymptome - Gemüt
- Kritisch - strafend
- Vorahnung von plötzlichem Tod
- Angst vor Schlangenbissen
- Abneigung gegen häusliche Pflichten
- Verlangen, umherzuwandern

- Träumt von Tieren, die sich paaren
- Träumt von ungebührlichem Verhalten bei Männern und Frauen

Leitsymptome - Allgemeines

- Frösteln
- Rechtsseitige Symptome
- Erträgt keine enge Kleidung
- Pulsierende Gefühle, synchron mit Herzschlag
- Allergien im Frühjahr

Verlangen: kalte Getränke, gesalzener Speck
Abneigung: Frühstück

BESTÄTIGTE KLINISCHE INDIKATIONEN

I.Supraventrikuläre Tachykardie

- Angst mit Herzrasen
- Gefühl, als ob die gesamte Brust gebläht sei und das Herz sehr wund sei
- Extreme Wahrnehmung des Herzens
- Erhöhter Puls
- Herzflattern, schwacher Puls

II. Angina Pectoris

- plötzlicher scharfes Stechen im Herzen gefolgt von dumpfen Schmerz, der langsam nachlässt
- Scharfes Stechen im Herzen
- Dumpfer Schmerz im Herzbereich

III. Reizcolon

- Durchfälle mit Krämpfen
- Stuhl sieht aus wie Haferkleie
- Herausschiessender wässriger Stuhl, häufig, mit dunklem Sediment, anfangs schmerzlos, einige Stunden später starke Schmerzen vor Stuhlgang.
- Starke Durchfälle in der Nacht, reichlich, grau gefärbt, nicht schwächend
- Herausplatzender Flatus mit Darmblähungen nach der geringsten Nahrungsaufnahme

- Abends großen Durst auf kaltes Wasser, mit trockenem Mund
- Ekel vor Frühstücksspeisen
- Appetitlosigkeit
- Verlangen: gesalzener Speck

IV. Asthma

- Dyspnoe (Atemnot) mit Todesangst
- Erstickungsgefühl nach dem Zubettgehen abends
- Muss den Kopf zurücklegen wegen zu starker Würgereize
- Häufiges Seufzen
- Trockener harter Husten gegen 3:00 Uhr morgens, der bis zum Abend anhält
- Husten < schnellem Gehen
  < Treppensteigen
  < nach dem Zubettgehen abends
- Husten verursacht Tränen des linken Auges
- Schaumig - weißer Auswurf, morgens in allen Gelbfarben
- Lockerer Husten am Morgen, mit schaumigem Auswurf

CROTALUS CASCAVELLA
Botanische und Pharmazeutische Daten

Crotalus cascavella
Brasilianische Klapperschlange
Fam. nat.: Crotalidae
Trituration des Giftes mit Milchzucker

Geprüft von Mure.

Das potenzierte Giftsekret dieser brasilianischen Klapperschlange versetzt den Patienten in einen magnetisierten Zustand. Er hat das Gefühl, eine Verstärkung seiner intellektuellen Fähigkeiten und seine persönliche Macht zu erfahren. Er reagiert außergewöhnlich empfindlich auf Sinneseindrücke.

Dieser Patient spürt eine Furcht, die in nichts begründet scheint. Aufgrund dieser Charakteristik ist dieses Mittel eines der wichtigsten homöopathischen Arzneien bei **Hypochondrie**. Folgende Rubriken verdeutlichen das:

Gemüt - Tod - Gedanken an den Tod
- Wahnideen - Schritte,hört - hinter ihm
- Wahnideen - Gehen - hinter ihm gehen; jemand würde
- Wahnideen - Menschen - hinter ihm, jemand sei
- Wahnideen - Skelette,sieht
- Wahnideen - Gespenster
- Wahnideen - Tod erscheint als ein gigantisches schwarzes Skelett
- Furcht - Gespenstern, vor
- Furcht - Nachts (diffusen Dingen)

Träume - Schrecklich - nachts - allein, wenn
DD: vergleiche dazu Mancinella, das ähnliche Furchtsymptome aufweist:

Träume - Schrecklich
- Gespenster

Gemüt - Furcht - Allein zu sein
- Furcht - Tod, vor dem
- Furcht - Gespenster, vor
- Furcht - Nachts

Bei Mancinella zeigt sich die Symptomatik auf der Haut; bei Crotalus-cascavella als neurologische Befunde.

Leitsymptome - Gemüt

- Hellsichtigkeit
- Angst vor Alleinsein
- Traurigkeit, kann aber nicht weinen
- Wahnideen, er höre Schritte hinter sich

Leitsymptome - Allgemeines

- Patient friert leicht, > an der frischen Luft
- Rechtsseitige Symptomatik
- Engegefühl
- Erträgt keine Kleidung
- Nicht gerinnungsfähige Hämorrhagien
- Lähmung und Lähmungsgefühl
- < in Menopause

Verlangen: Schnee
Abneigung: Rindfleisch

BESTÄTIGTE KLINISCHE INDIKATIONEN

I. Neuralgien

- Verschieden Ausformungen, z.B. Trigeminus Neuralgie, Migräne, zervikale Spondylose
- Schmerzen immer schlimmer durch kalte Waschungen

II. Knochenmetastasen

- Schneidende Schmerzen durch Knochenmetastasen, < nachts

III. Gefässinfarkt auf Höhe der Medulla oblongata

- Läsionen am Nucleus ambiguus (Ursprungskern des IX. und X. Hirnnerven) gekennzeichnet durch Dysphagie und Heiserkeit der Stimme.
- Die Kehle ist trocken, innen und außen geschwollen, dunkelrot, der Patient ist durstig, hat Krämpfe im Ösophagus, kann keine feste Nahrung schlucken und spürt ein starkes Engegefühl.

CROTALUS HORRIDUS
Botanische und pharmazeutische Daten

Crotalus horridus.
Wald – Klapperschlange
Fam. nat.: Crotalidae
Nordamerika

Trituration aus Milchzucker angereichert mit dem Schlangengift in Glyzerinlösung. Chemiker behaupten, Schlangengifte seien Zyanwasserstoffe bestehend aus Soda und anderen Salzen. Alkohol ist das natürliche Lösungsmittel für diese Art von Salzen und stellt daher ein Antidot dar.

Diese nordamerikanische Klapperschlange wurde auch von Hering geprüft. Es ist eine viel sanftere und ruhigere Schlangenart. Sie zeigt ein sozialeres Verhalten und mehr Mitgefühl für andere - daher ist sie in folgenden Rubriken zu finden:

Gemüt
- Gesellschaft - Verlangen nach
- Konzentration - schwierig
- Verwirrung, geistige
- Vergesslichkeit - Worte - sucht nach Worten
- Mathematik,
  Rechnen, kann nicht
- Gedächtnisschwäche
  Namen, für,
  Orte, für,
  Rechtsschreibung, für
- Fehler, macht
  Rechnen, beim
  Schreiben, beim
  Sprechen, beim
- Schweigsam
- Schüchternheit
- Lebhaft, munter

Crotalus Patienten halten gefühlsmässig Abstand zu anderen Mitgliedern ihrer Familie aus Angst vor Verletzung bzw. aus Angst, getötet zu werden.

Rubriken:

Gemüt
- Abneigung - Familienmitglieder
- Abneigung - Menschen, gegen bestimmte, gegen Gemüt - Wahnideen - Feind: umgeben von Feinden
- Fliehen, versucht zu
- Furcht - Menschenmenge
- Menschenfeindlichkeit. Misanthropie
- Argwöhnisch

Leitsymptome - Gemüt
- Verlangen nach Gesellschaft
- Wahnidee, verfolgt zu werden
- Geistige Verwirrung
- Misstrauen, Argwohn
- Lebhaftigkeit

Leitsymptome - Allgemeines
- Frösteln
- Plötzliche Beschwerden
- Blutungsneigung
- Sepsis und bösartige Geschwulste
- Schwellung der betroffenen Körperteile
- Erträgt keine enge Kleidung
- Übelriechende Absonderungen
  < Frühling
  < Kaltes, trockenes Wetter
  < Heißes Wetter
  < Hunger
  < Beim Einschlafen

Verlangen: Alkohol, Schweinefleisch, Saures, Stimulantien, Zucker, Süßes, Wein,
Abneigung: Fleisch, Tabak

BESTÄTIGTE KLINISCHE INDIKATIONEN

I. Hepatozelluläres Versagen - Hepatorenales Versagen

- Erträgt keine Kleidung um den Bauch herum
- Schreckliche Träume
- Extreme Kraftlosigkeit
- Schläfrig, findet aber keinen Schlaf
- Fauliger Mundgeruch
- Betroffene Stellen sind dunkel oder bläulich
- Langsamer, schwacher Puls
- Hämorrhagien aus verschiedenen Öffnungen
- Gelbfärbung der Augen (Ikterus)
- Kalte Extremitäten

II. Zungenkrebs

- extrem übelriechender Mundgeruch
- Schleimiger Speichel
- Blutiger Speichel
- Zunge blutet bei der geringsten Berührung

III. Massive Nahrungsmittelvergiftung

- übelriechender, schwarzer Stuhl, dünn, wie Kaffeesatz,
- schwacher Puls

IV. Keratoirits und Keratitis (Hornhautentzündung)

- Gerötete Augen mit Tränensekretion
- Besserung der Sehschärfe (laut H.C. Allen)

ELAPS CORALLINUS
Botanische und pharmazeutische Daten

Elaps Corallinus
Brasilianische Korallenschlange
Fam. nat. Elapidae

Giftsekret aus den Giftdrüsen der lebenden Schlange, mit Milchzucker verrieben. Man sagt, das Gift dieser Korallenschlange zerstöre das Blut und produziere auffallende schwarze Absonderungen, besonders Hämorrhagien.

Der Patient ist schlecht gelaunt und nicht an Gesellschaft interessiert.

Rubriken:

Gemüt
- Gesellschaft, Abneigung, gegen
- Gesellschaft - agg.
- Gespräche - Abneigung, gegen
- Angesprochen zu werden - Abneigung
- Zorn - angesprochen, wenn
- Langeweile
- Gleichgültigkeit, Apathie
- Faulheit, Abscheu - Arbeit
- Nörgeln - Mürrisch
- Verdrießlich
- Sitzen - versunken und nichts wahrnehmend, wie in tiefen, traurigen Gedanken

Sein Verhalten rührt daher, dass er das Gefühl hat, sein Umfeld verletze oder quäle ihn. Er wird ängstlich. Das geht soweit, dass er sogar vor Regen Angst bekommen kann.

Rubriken:

Gemüt
- Wahnideen - geschlagen, er würde
- Furcht - grauenhaftes, fürchterliches würde geschehen
- Furcht - Regen, vor

Seine Angst kann sich derart steigern, dass er sich von der Gesellschaft und seinem Umfeld zurückzieht und sich in einem abgelegenen Ort versteckt.

Rubriken:

Gemüt
- Gesellschaft - Abneigung gegen
- Land - Verlangen nach Landleben; auf dem Land zu sein
- Zuhause zu, verlassen
- Reisen - Verlangen nach

Träume - Reisen

Leitsymptome - Gemüt

- Tagträumer
- Angst vor Alleinsein
- Angst vor Regen
- Angst vor Schlangen
- Verlangen, zu reisen
- Wahnidee, er werde geschlagen

Leitsymptome - Allgemeines

- Frösteln
- Schwarze Absonderungen und Blutungen
- Rechtsseitige Symptomatik
  > in Bauchlage
  < kalte Getränke

Verlangen: Salate, Eiscreme, Milch, Buttermilch, Schlagsahne, Süßes
Abneigung: Fleisch, Bananen, Brot, Wasser

BESTÄTIGTE KLINISCHE INDIKATIONEN

I. Otitis

- Schwarzers, hartes Zerumen (Ohrschmalz) mit vermindertem Hören
- Dunkle, übelriechende Absonderungen
- Unerträglicher Juckreiz und starke grünliche Absonderungen

II. Asthma – Pneumonie (Lungenentzündung)

- Schwarze oder dunkelrote Verfärbung der Zunge
- Verlangen nach Luft
- Rechter Lungenflügel ist stärker betroffen

III. Atrophische Rhinitis, maxillare oder ethmoidale Sinusitis

- Übelriechende schwarze Absonderung beim Naseputzen.
- Auch grünliche Borken und grünlich - gelbe Absonderungen.
- Schmerzen beim Schlucken, von der Nase zu den Ohren
- ausstrahlend
- Verstopfte Nasenlöcher

IV. Uteruskarzinom (Gebärmutterkrebs)

- Gefühl, als ob etwas im Organ zerplatzt sei, gefolgt von reichlichen Absonderungen und dunklem, klumpigen Blut

V. Ösophaguskarzinom (Speiseröhrenkrebs)

- Krampfartiges Zusammenziehen von Rachen und Speiseröhre. Die Aufnahme von fester und flüssiger Nahrung ist plötzlich blockiert und fällt dann schwer in den Magen. Gefühl eines Schwammes in der Speiseröhre. Schmerzen beim Schlucken von Festem und Flüssigem, Schluckbeschwerden, Lähmung der Speiseröhre. Übelriechender Mundgeruch und dicke, stinkende, trockene, grünlich - gelbe Borken auf der hinteren Rachenwand.

HYDROPHIS CYANOCINCTUS
Botanische und pharmazeutische Daten

Hydrophis cyanocinctus
Seeschlange

Die Tinktur wird aus dem Gift der Seeschlange hergestellt. Von Resid geprüft. Mit Ausnahme der folgenden Symptome, wird keine außergewöhnliche Gemütsymptomatik erwähnt:

Gemüt
- Hellsehen
- Euphorie - abwechselnd mit Traurigkeit
- Trost - amel.
- Traurigkeit - Menopause; während der
- Auffahren - Schlaf - durch - Schreck oder wie durch Schreck

Leitsymptome - Gemüt
- Hellsichtigkeit
- Traurigkeit während der Menopause

Leitsymptome - Allgemeines
- Linksseitige Verschlimmerungen
- Allgemeine Kälte
  < Wärme,
  > frische Luft
- Durst auf kalte Getränke

BESTÄTIGTE KLINISCHE INDIKATIONEN

I. Poliomyelitis

II. Progressive Muskelatrophie (Duchenne Krankheit)

III. Sepsis

LACHESIS
Botanische und pharmazeutische Daten

Lachesis muta
Buschmeisterschlange
Surukuku
Trigonocephalus lachesis, Fam. nat.: Ophidae
Südamerika
Verreibung und Verdünnung des Giftsekretes
Geprüft von Hering

Das potenzierte Gift dieser südamerikanischen Schlangenart macht äußerst **leidenschaftlich**. Diese Patienten arbeiten hart, sind sehr ehrgeizig und fleißig und besitzen ein starkes Konkurrenzdenken. Sie können ihren Ideenreichtum nicht zurückhalten - und werden sehr **gesprächig** bzw. redselig und geschwätzig.

Sie sind extrem **egoistisch** und **eingebildet.** Sie erkennen die Schwäche im Anderen und zögern nicht, diese aufzudecken, wenn sich die Gelegenheit dazu bietet. Niemand entkommt ihrem **sarkastischem** Humor, nicht einmal Freunde oder der sie behandelnde Homöopath.

Ihre Sexualenergie ist stark. Sie brauchen einen Partner, den sie **besitzen** können - was häufig auch zu Eifersucht führt. Sie sind grundlos **misstrauisch** ihrem Partner und seinen Unternehmungen gegenüber. Das kann sich bis zu ausgesprochener Paranoia steigern.

Manchmal unterdrücken sie ihre Eifersucht oder ihr Misstrauen. In solchen Fällen begegnet einem nicht der typische Lachesis Patient. Statt dessen zeigt sich eine schüchterne, weiche, sanfte Person, die unter starken Angstzuständen und Phobien leidet.

Leitsymptome - Gemüt

- Redselig
- Extrovertiert
- Fanatismus
- Eingebildet
- Eifersüchtig
- Leidenschaftlich

- Prophetisch
- Misstrauisch
- Starke Sexualität

Leitsymptome - Allgemeines

- Hitze
- Linksseitige Symptomatik
- Unterdrückte sexuelle Lust
- Kann nicht auf linker Seite schlafen
- Kreislaufbeschwerden
- Lila - bläuliche Verfärbung
  < vor Menses
  > nach Beginn der Menses
  < Menopause
  < Schwangerschaft
  < Unterdrückte Absonderungen
  < Frühling

Verlangen: Alkohol (Bier, Wein, Whisky, Brandy), Mehlspeisen, Austern, Eingelegtes
Abneigung: Brot, Muttermilch

BESTÄTIGTE KLINISCHE INDIKATIONEN

I. Morbus Menière

- Ohrensausen und klingeln, > wenn Patient Finger in die Ohren steckt

II. Koccygodynie (Steißbeinschmerzen)

- Steißbeinneuralgien, < beim Aufstehen aus sitzender Position, muss stillsitzen

III. Ovarienkarzinom (Eierstockkrebs)

- Linksseitiger Eierstock betroffen, Schmerzen im Eierstock, > bei Menses Schneller Krankheitsbeginn

IV. Ösophaguskarzinom (Speiseröhrenkrebs)

- Würgereiz, < Kleidung um den Hals herum
- Gefühl, als ob ein Fremdkörper in der Kehle säße, schlucken

bessert nicht,
- Schluckbeschwerden, besonders bei Süßigkeiten
- Kehle außen sehr berührungsempfindlich

V. Sepsis (Blutvergiftung)

- Blutungen, Blutklumpengerinsel, das wie verkohltes Stroh aussieht
- Große Berührungsempfindlichkeit
- Schwärzlich - blaue Flecken am gesamten Körper
- Ikterus mit Sepsis
- Übelriechende Absonderungen
- Schwierigkeiten, die Zunge herauszustrecken, Zunge zittert,
- Jede Kleinigkeit in der Nähe des Mundes birgt eine Erstickungsgefahr
- Grundlose Erschöpfung und Kraftlosigkeit

VERGLEICH UND DIFFERENZIERUNG CROTALUS HORRIDUS / PHOSPHOR

Gemeinsamkeiten
Gemüt

• Abneigung gegen Familienangehörige
• Alkoholismus, periodische Trunksucht
• Beschwerden - Vorahnungen
• Beschwerden - Kummer, Sorge
• Furcht vor Gewitter
• Furcht vor Menschen
• Furcht vor Wasser, (Hydrophobie)
• Frühreif
• Gleichgültigkeit, Apathie
• Lebhaft, munter
• Menschenfeindlichkeit, Misanthropie
• Misstrauen, Argwohn
• Mitgefühl, Mitleid
• Redseligkeit, Geschwätzigkeit
• Schmutzig
• Schüchternheit

Gemeinsamkeiten
Gemüt

- Unzusammenhängende Antworten
- Wahnideen - Tiere
- Widerwillen vor sich selbst

Schlaf

- Schlaflosigkeit aus Angst

Träume

- Leichen
- Streitigkeiten

Allgemeines

- Abneigung: Fleisch, Tabak
- Blutungsneigung
- < durch Brot
- Durst - kalte Getränke - Wasser
- Frösteln

Differentialdiagnose - unterscheidende Merkmale

CROTALUS HORRIDUS	**PHOSPHORUS**
• Rechtsseitige Symptomatik	• Linksseitige Symptomatik
• < nach Schlaf	• > nach Schlaf, sogar nach kurzem Schlaf
• Nicht entzündliche Blutungen im Augapfel	• Entzündliche Blutungen im Augapfel
• Erbrechen, zusammen mit Urinieren	• Verlangen nach kalten Getränken, die kurze Zeit später erbrochen werden
• Dunkles, trunkenes Aussehen	• Blässe um Nase und Mund
	• Nasenflügel bewegen sich wie ein Fächer
	• Schwindel, > durch Stuhlgang
	• Schwindel, > durch Waschen des Gesichtes mit kaltem Wasser

VERGLEICH UND DIFFERENZIERUNG CROTALUS HORRIDUS / LACHESIS

Gemeinsamkeiten
Gemüt

• < beim Erwachen
• Eifersucht
• Erträgt keine enge Kleidung
• Fühlt sich beengt
• Hellsichtigkeit
• Redseligkeit
• Tod - Furcht vor und spricht von

Allgemeines

• Blaue Verfärbung der betroffenen Körperteile
• Blutungsneigung
• Gelbe Verfärbung und Gelbsucht (Ikterus)
• Zittern der Zunge beim Herausstrecken

Differentialdiagnose - unterscheidende Merkmale

CROTALUS HORRIDUS	LACHESIS
• Atmung < in kalter Luft	• Atmung: < durch Hitze
• Kalte, trockene Haut	• Kalte, feuchte Haut
• Rechtsseitige Symptomatik	• Linksseitige Symptomatik

VERGLEICH UND DIFFERENZIERUNG CROTALUS HORRIDUS / CROTALUS CASCAVELLA

Gemeinsamkeiten

Gemüt

• Beschwerden durch Vorahnungen, Lampenfieber, Kummer, Trauer, Sorge,
• Gedächtnisschwäche für Orte, Rechtsschreibung
• Geistige Verwirrung
• Gleichgültigkeit, Apathie
• Redseligkeit
• Todesgedanken
• Verlangen nach Gesellschaft
• Wahnidee, Personen seien hinter ihm (höre Stimmen)

Träume

• Wut, Leichen, Tod

Allgemeines

• Abneigung gegen Fleisch
• Blutungen - Blut gerinnt nicht
• Erträgt keine Kleidung
• Frösteln

Differentialdiagnose - unterscheidende Merkmale

CROTALUS HORRIDUS	CROTALUS CASCAVELLA
• Abneigung gegen Arbeit, Faulheit	• Aktivität, verlangen nach körperlicher Anstrengung, Sport
• Abneigung: Tabak	• Abneigung: Rindfleisch
• Agoraphobie (Platzangst) Angst vor Menschenmengen, öffentlichen Plätzen, Bösem	• Angst, allein zu sein
• Delirium, sieht Bilder und Phantome	• Delirium, sieht Geister und Wesen, hat Visionen
• Gedächtnisschwäche für Daten, Namen, Wörter	

• Sentimental	• Magnetisierter Zustand, als ob die persönliche Macht verstärkt sei
• Suizidneigung, stürzt sich aus der Höhe hinunter	• Suizidneigung, stürzt sich aus dem Fenster
• Träumt von Streitigkeiten	• Träumt von Tieren, Kämpfen, Parties, Vergnügen
• Verlangen: Alkohol, Schweinefleisch, Saures, Stimulantien, Zucker, Süßes, Wein	• Verlangen: Schnee

Thematische Gemeinsamkeiten
Die homöopathische Welt verdankt Dr. Rajan Sankaran sehr aufschlussreiche neue Ideen zu den Schlangenmitteln. Ich erlaube mir, folgende Ergänzungen anzubieten:

Thematische Gemeinsamkeiten bei Schlangenmitteln: Gemüt

• Bedürfnis, attraktiv zu sein
• Furcht vor und Träume von Schlangen und toten Menschen
• Gefühl, gebläht und verstopft zu sein
• Gefühl der Enge, < durch Kleidung (Schlangen häuten sich regelmäßig, um weiterhin in ihre Körper zu passen)
• Gefühl, verfolgt zu werden (das tragische Schicksal vieler Schlangen)
• Große Angst vor Wasser, Furcht vor dem Ertrinken
• Hellsichtigkeit
• Liebe zur Musik, zu Farben
• Redseligkeit (Nur die Crotalidae klappern, die anderen Arten klappern nicht)
• Religiöse Neigung (Schlange im Paradies)
• Verlangen nach Aufmerksamkeit
• Verlassenheitsgefühl (bei den Schlangen existiert die Beziehung Mutter/ Kind nicht)

Allgemeines

• Ausgeprägte prämenstruelle Symptomatik <
• < durch Schlucken, Kloß in der Kehle (Globusgefühl) (Die Beute wird als ganzes verschlungen)
• Einseitige Symptomatik
• < nach Schlaf (Schlangen sind Nachtwesen: während des Tages liegen sie untätig, apathisch herum, es sei denn, sie werden gestört)
• Temperaturempfindlichkeit (Schlangen können Temperaturschwankungen aufnehmen)
• ZNS und Kreislauf sind besonders anfällig

VORWORT

WISSENSWERTES ÜBER SPINNENTIERE

Griechische Mythologie

Im alten Griechenland lebte eine Frau mit Namen Arachne, die für ihre Webkunst berühmt war. Der Ruhm stieg ihr zu Kopf, denn sie war überzeugt, daß sie die allerbeste Weberin war. In ihrer Arroganz forderte sie die Athene, die Göttinn des Webens, zu einem Wettstreit im Weben auf. Arachnes Arbeit war so wunderschön, daß die Göttin eifersüchtig auf sie wurde und sich von ihr bedroht fühlte. In einem Wutanfall zerriss sie Arachnes Arbeit in Stücke. Diese war darüber so betrübt, dass sie sich erhängte. Daraufhin verwandelte Athene sie in eine Spinne. Von nun an war sie dazu verdammt, ewig spinnen zu müssen. Daher der Name „Arachnida", der soviel bedeutet wie „ Arachnes Kinder".

Spinnen gehören zu der Klasse der Arachnida, der größten und meist verbreitesten Tiergattung, die auch Skorpione, Pseudoskorpione, Weberknechte, Milben und Zecken mit einschließt.

Es gibt über 22.000 verschiedene Spinnenarten, allein 500 davon sind britischer Herkunft. Die größten Spinnen findet man in Mittelamerika: sie haben eine Körperlänge von knapp 10 cm; die kleinsten sind nicht länger als ein halber Zentimeter.

ARANEAE - WEBSPINNEN

Diese Gattung unterteilt sich in:
1. Die echten Webspinnen (Araneomorphae) mit einem Lungenpaar
2. Die Vogelspinnenarten (Mygalomorphae) mit zwei Lungenpaaren

Araneomorphae	**Mygalomorphae**
1. Sie spinnen ihre Netze in der Luft	1. Sie leben nur in Schächten und Bodenlöchern. Manche verschließen ihre Löcher mit einem wunderschön gewebten Deckel, der an eine Tür mit Scharnier erinnert.
2. Längliche Giftdrüsen und -kanäle, Beine bewegen sich horiontal	2. Kurze Giftdrüsen und -kanäle, Beine bewegen sich vertikal
3. Tarentula Hispanica	3. Tarentula Cubensis Mygale

Die meisten Spinnen gehören zu der Gruppe der Araneormorphae. Sie werden die echten Spinnen oder Tarantulas genannt.

Der Körper dieser Tiere besteht aus zwei Teilen:
Oberer Teil: - Kopf und Brust sind zu einem Stück verwachsen (Cephalothorax)
Unterer Teil: - Bauch und Unterleib

Tiere aus der Familie der Arachnida besitzen ein Kiefernpaar, ein Paar große Kieferklauen (Cheliceren) und acht Laufbeine, die alle an dem oberen Körperteil festgemacht sind. Durch diese Merkmale und die fehlenden Fühler unterscheiden sie sich von den Insekten.

Alle Spinnen sind Räuber und haben clevere Strategien entwickelt, um ihre Beute zu fangen. Viele sind aktive Jäger, so z.B. die Wolfspinne. Sie sind behende Läufer. Mit ihren riesengroßen Augen erspähen sie ihre Beute und stellen sie. Über sechs feine Röhrchen sondern sie am oberen Ende des Abdomens Seide ab. Diese Seide benutzen sie zum Weben ihrer Netze.
Mit ihrem ausgeprägten Tastsinn spüren sie ihre Beute über die Schwingung der Netzfäden auf. Wenn Spinnen zubeissen, wird das Opfer durch Giftabsonderungen aus den Kieferdrüsen gelähmt. Weil sie das Gift durch zwei

hohle Klauen spritzen, sagt man, dass Spinnen eher zustechen als beissen. Ihre Mundpartie ist so geformt, dass sie die Säfte ihres Opfers aufsaugen können.
Da sie keine feste Nahrung kauen können, lassen sie ihre Beute schließlich als leere Hülle zurück.

Giftklauen von Spinnen gleichen den Zähnen von Löwen oder den Giftzähnen von Schlangen. Befindet sich der Jäger selbst in Gefahr, kann er sich damit auch gegen Angreifer zur Wehr setzen.

Spinnengift ist für kleine Beutetiere wie Mäuse, Maulwürfe und Spatzen eine tödliche Gefahr - nur einzelne Spinnenarten sind auch für Menschen gefährlich.

Einige große Spinnenarten, wie z.B. die afrikanische Baboon Spinne besitzen Giftklauen, die lang und stark genug sind, um die menschliche Haut zu durchdringen. Die Symptome eines Spinnenstiches sind unangenehm. Ihr Gift ist neurotoxisch und verursacht Lähmungen, Muskelkrämpfe mit starken Schmerzen, oft begleitet von Atembeschwerden und hohem Fieber. Es kann zu unterschiedlichen Reaktionen kommen. Manche Menschen reagieren extrem empfindlich oder sterben sogar durch einen einzigen Stich.

Spinnen ziehen einen seidenen Faden hinter sich her, den sie unterwegs immer wieder irgendwo befestigen. Kommt die Spinne ins Wanken, schützt sie diese Fadenspur vor dem Herabfallen - wie ein Kletterseil.

Die sonderbare Balz der Spinnentiere ist von Familie zu Familie verschieden. Besucht ein Männchen ein Weibchen zur Paarung, wird er vom Weibchen während der Paarung angegriffen und sucht schleunigst das Weite. Der Glaube, dass Weibchen immer ihren Partner verspeisen, ist übertrieben. Gegen Herbstende, allerdings, wenn die Weibchen sehr hungrig sind, und die Männchen weniger aktiv, bestätigt die Ausnahme die Regel.
Jedes Spinnenleben beginnt als Ei. Meist werden zahlreiche Eier in einen seidenen Kokoon gelegt. Gewöhnlich schenkt das Weibchen ihrem Kokoon nach der Fertigstellung wenig Aufmerksamkeit. Spinnen gehen nicht durch ein Larvenstadium - sie gleichen ihren Eltern sobald sie aus dem Ei geschlüpft sind. Sie wachsen durch häufiges Häuten heran. Das Geschlecht einer Spinne ist meist erst nach der Reife zu erkennen.

Während der Wanderung produzieren viele Jungspinnen eine hauchdünne Gaze, die sogenannten Marienfäden. Im Reifestadium geschieht dies nur noch vereinzelt. Bei günstigem Wetter klettern sie auf Zäune und Geländer, wenden ihren Kopf in die Windrichtung, heben ihren Unterleib an und sondern Seide ab. Ein Tropfen Seide wird von der Brise zu einem langen Faden gezogen. Sobald der Wind stark genug ist, lassen die Spinnen den Faden los und er flattert davon.

Webspinnen – Arten

Manche Spinnenarten benutzen einen sonderbaren Trick: Sie weben keine Netze, sondern einen einzigen Faden mit einem klebrigen Widerhaken am Ende. Diesen schwingen sie solange in der Luft herum, bis er sich an einem Insekt festhakt.

Krabbenspinnen

Laufen seitwärts, ähnlich den Krebsen. Sie passen sich mit ihrer Farbgebung an die Farbe ihres Versteckes an und lauern kleinen Insekten in Blumen oder zwischen Blättern auf. Ihr Name beschreibt sie sehr genau: ihre kurzen, krebs - ähnlichen Beine setzen an einer nach innen gewölbten Schale an und gewöhnlich huschen sie auch seitwärts wie ein Krebs.

Wolfspinnen

Die kleinen braunen Artgenossen in Wäldern und im Grünen heißen Wolfspinnen. Sie sind extrem schnelle Läufer und überholen ihre Beute, um sie zu stellen. Während der Paarung schwenkt das Männchen seine verzierten Vorderbeine vor dem Weibchen - ein ganz besonders eigener Zug der Wolfspinnen. Die Weibchen tragen den Kokoon bis zum Schlüpfen der Jungen auf den Rücken mit sich herum - manche auch noch nach dem Schlüpfen.

Springspinnen

Die schwarz - weißen Springspinnen besitzen die besten Spinnenaugen. Sie lauern Insekten in Baumstämmen und Mauerritzen auf, nähern sich ihnen wie die Katze einer Maus, und springen dann auf sie herab. Vor dem Sprung weben sie sich einen seidenen Rettungsfaden. Ein Ende befestigen sie an den Stamm bzw. dem Gemäuer, so daß sie sicher zurückklettern können, sollte der Sprung mißlingen.

Sprungspinnen
Das Männchen der Sprungspinne führt eine Art Tanz vor dem aufmerksamen Weibchen auf.

Gartenspinnen
Das vollkommenste Spinnennetz ist das Rad der Gartenspinne und anderer Spinnen aus der Familie der Radnetzspinnen (Araneidae). Zur Herstellung ihres Netzes befestigt diese Spinne vier Seidenfäden an Blätter oder Ziegeln, um ein Quadrat zu bilden. Über dieses zieht sie neue Fäden, die sich alle wie Radspeichen in der Mitte treffen.
Dann zieht sie einen weiteren Faden in Form einer Spirale und befestigt diesen an jeder Speiche, die sie auf ihrem Weg überquert. Dies ist jedoch erst einmal ihr provisorisches Netz, über das sie sich bewegt, während sie das echte Netz webt. Dazu sondert sie eine besonders klebrige Seide ab. Sie arbeitet von außen nach innen. Dabei schneidet sie die provisorischen Fäden durch und verschluckt sie.

Netzwerfende Spinnen
Die „Netzwerfende Spinne" bedient sich eines besonderen Mechanismus, um ihre Beute zu fangen. Sie nimmt das gewebte Netz zwischen ihre Beine und schaufelt die Insekten auf, die ihren Weg kreuzen.

Lochröhrenspinnen
Die Lochröhrenspinne webt ein Rohr, legt es auf den Boden und verbindet es mit einem Tunnel. Spaziert ein Insekt über das Rohr, sticht sie mit ihren Giftzähnen zu, schneidet einen Schlitz in die Seide und zieht das Opfer zu sich hinein.

Vogelspinnen
Die riesige Vogelspinne, ein Bewohner des Amazona Dschungels, kann zwar kleine Kolibris verschlingen, ist jedoch ein eher harnloses Lebewesen. Ihre behaarten Beine täuschen. Ähnlich der Baboon Spinne droht sie ihrem Feind mit erhobenen Vorderbeinen. Tagsüber versteckt sie sich in Felsenspalten, unter lockerer Rinde oder in einem hohlen Baum, wo sie sich auf einem Seidenkissen ausruht. Sie webt kein Netz, sondern springt lautlos auf ihre Beute. Sobald sie diese gefangen hat, sticht sie mit ihren Giftklauen zu und spritzt ihre tödliche Dosis Gift.

Baboon Spinnen
Die Baboon Spinne lebt in Erdgräben. Ihr Stich ist schmerzhaft, jedoch weniger gefährlich als der einer Wespe. Diese Spinnenart dient dem Gemeinwohl: sie vertilgt zerstörerische Mottenraupen, die eine ähnlich Verheerung bei Gräsern anrichten wie Heuschrecken bei Blättern.

Jägerspinnen
Die brasilianische Jägerspinne ist eine weitere große Spinnenart mit giftigem Biss. Sie fängt ihre Beute, indem sie über sie hinwegläuft. Auch für diese flinke Spinne sind die Augen wichtiger als für ihre netzwebenden Artgenossen.

Dornfingerspinnen
Die Dornfingerspinne lebt in Südamerika, obwohl ähnliche Arten im gesamten Tropenraum zu finden sind. Gewöhnlich sind sie klein, fallen jedoch durch ihre grellen Warnfarben auf - meist schwarz mit rot und gelb. Sie gelten als harmlos für Menschen.

Falltürspinnen
Die großen Falltürspinnen aus den Tropen leben in einem mit Seide ausgekleideten Erdtunnel. Er wird von einem flachen Netz in Form eines Tarndeckels verschlossen. Diese Falltür ist mit Erde bedeckt. Seidene Signalfäden leiten die Schwingungen weiter und informieren die Spinne sofort über jedes kleine Beutetier, das sich nähert. Sofort wird die Falltür angehoben, die Spinne springt hervor, fängt ihre Beute, verschliesst die Falltür wieder und zieht sich dann in ihren Tunnel zur Mahlzeit zurück. Zu dieser Art gehören die größten Spinnen, die manchmal fälschlicherweise als Tarantulas bezeichnet werden.

Schwarze Witwe
Die gefährlichste Spinnenart ist die Schwarze Witwe. Auch als Latrodectus mactans bekannt. Man findet sie in den wärmeren Gebieten Nordamerikas. Ihr harmloses Aussehen täuscht - nur ein Zentimeter lang, mit einem unbehaarten, glänzend schwarzen Körper. Auf der Unterseite ist ein roter Fleck zu sehen - genau in der Form eines Stundenglases. Daher ist diese Spinnenart auch unter dem Namen Stundenglasspinne oder Roter Fleck bekannt.
Obwohl es sich bei der Schwarzen Witwe um ein scheues, ruhiges Tier handelt, ist sie doch mit Vorsicht zu behandeln: ihr Gift soll um ein Vielfaches stärker sein als das der Klapperschlange. Gewöhnlich baut sie ihr Netz über einen Spalt, in dem sich Insekten tummeln.

Gefährlich ist sie aus folgendem Grund: sobald ihr Netz in Schwingung gerät, schiesst sie aus ihrem Versteck hervor, um die Ursache zu ergründen und greift alles an - von der Fliege bis zum menschlichen Finger.

Spinnen haben zu Unrecht einen schlechten Ruf. Sie verletzen niemanden und spielen in der natürlichen Ökologie als Insektenvertilger eine wichtige Rolle. Darüberhinaus macht sie ihr Balzverhalten zu einer der interessantesten Tiergattungen.

ARANEA DIADEMA

Ursubstanz. Die Gartenkreuzspinne ist für Menschen ungefährlich, sie soll jedoch ein Gift besitzen, das Vögel tötet diese sterben durch Krämpfe.
Erste Prüfung 1832 durch Grauvogl.

Konstitution

- Neigung zu Vergiftung durch Malaria
- Patient mit hydrogenoider Veranlagung. Er ist ungewöhnlich empfindlich auf Feuchtigkeit und Kälte. Er kann weder in der Nähe von fließendem Gewässer, Seen und Flüssen leben, noch an feuchten oder kühlen Plätzen

Allgemeines

- Neuralgien, < Menses, > harter Druck
- Hämorrhagien
- Gefühl, als ob Körperteile vergrößert oder schwerer seien
- Alle Symptome sind durch Periodizität und Kälte gekennzeichnet
- Gefühl von geschwollenen Händen und Oberarmen beim Erwachen.

Gemüt
- Niedergeschlagenheit, Todessehnsucht

Kopf
- Kopfschmerzen mit Brennen auf Stirn und im Gesicht nach vorherigem Schwindel und Augenflimmern,
- Kann nicht aufrecht sitzen - muss liegen
- Kopfschmerzen, > Tabak rauchen, frische Luft

Zähne
- Zahnschmerzen, < nachts, beim Hinlegen
- Periodisch wiederkehrendes Kältegefühl in den Zähnen

Mund
- Zunge - bitterer Geschmack mit belegter Zunge, > rauchen
- Schmerzen am Zungengrund und Unterkiefer,
- Zunge fast gelähmt, Sprache schwer und belegt

Magen
- Essen verursacht Kopfschmerzen und Krämpfe
- Erbrechen mit Fieber
- Epigastrium druckschmerzhaft

Abdomen

- Vergrößerung der Milz (Splenomegalie) mit Frösteln
- Völlegefühl und Schwere wie ein Stein
- Koliken mit Schaudern am Abend
- Wässrige Durchfälle mit Grummeln, begleitet von dem Gefühl, als ob Arme und Beine eingeschlafen wären

Frauen

- Verfrühte Menses, reichlich, andauernd
- Zwischenblutungen (Metrorrhagien) mit hellrotem Blut
- Zähflüssiger Ausfluss (Leukorrhoe)
- Rechtsseitige Neuralgien, < während Menses, > harter Druck

Atemtrakt

- Bluthusten (Haemoptyse) bei anämischen und geschwächten Menschen

Extremitäten

- Knochenschmerzen, Schmerzen im Fersenbein
- Gefühl, als ob Körperteile anschwellen und einschlafen
- Taubheitsgefühl im Versorgungsbereich des N. ulnaris

Schlaf

- Unruhe mit häufigen Erwachen; beim Erwachen fühlen sich manche Körperstellen geschwollen an
- Zahnschmerzen beim Zubettgehen abends

Fieber

- Vor Frösteln - Bauchkrämpfe mit Erbrechen und Rückenschmerzen
- Frösteln, als ob Knochen aus Eis wären, < Regen
- Frösteln täglich zur gleichen Zeit
- Frösteln mit Kopf-, Magen- und Knieschmerzen
- Hitze mit Kopfschmerzen und Schweregefühl
- Nach Hitze – Erbrechen, Erschöpfung, liegt wie tot da
- Schweiss mit und ohne Durst

Modalitäten

< feuchtes Wetter, Mitternacht, später Nachmittag

> Tabak rauchen

KLINISCHES BILD

- Dysmenorrhoe
- Frösteln
- Hämorrhagien
- Knochenbeschwerden
- Kopfschmerzen
- Malaria
- Milzbeschwerden
- Neuralgien
- Punktionswunden
- Rachitis
- Skorbut
- Zahnschmerzen

VERWANDTE MITTEL

intermitterend und Knochenbeschwerden:
Mygal., Ther., Tarent., Ip., Nux-v., Ars.,

intermittierend in heißen Klimazonen:
Cedr.

intermittierend in kalten Klimazonen:
Aran-ix.

Antidot:
Tabak rauchen

EIGENE BEOBACHTUNGEN

In meiner Praxis habe ich diese Mittel aufgrund folgender Rubriken in Kent's Repertorium bei Fersensporn eingesetzt:

Extremitäten

- Schmerz - Füße - Ferse
- Schmerz - bohrend - Ferse
- Schmerz - bohrend - Fersenbein - fortgesetzte Bewegung amel.
- Schmerz - Gelenke

Einmal war ich Zeuge, wie der verstorbene Dr. J. N. Kanjilal aus Kalkutta dieses Mittel bei Malariafieber verordnete.
Während meiner Arbeit in der homöopathischen Klinik, sah ich einen jungen Maharashtrian mit chronischer Migräne, die sich an frischer Luft besserte. Charakteristisch war hier, daß sich der Kopfschmerz bei Rauchen besserte und bei Nahrungsaufnahme verschlechterte.
Die Untersuchung ergab eine vergrößerte Milz. Ein paar Gaben Aranea C 1000 verhalfen dem Patienten allmählich zu einer Linderung seiner langjährigen Kopfschmerzen.

ARANEA SCINENCIA

Ursubstanz: eine graue Spinnenart aus Kentucky, USA
Sie webt kein Netz und lebt in alten Gemäuern

Prüfung:
Aranea Scinencia wurde in erster und zweiter Verdünnung geprüft.
Wichtiges Prüfungssymptom: anhaltendes Zucken unter den Augenlidern

Gemüt
- Gefühl, als ob betrunken
- Unfähigkeit, sich auszuruhen

Kopf
- Schwere, dumpfe Kopfschmerzen, besonders im oberen Bereich des Hinterkopfes

Augen
- Anhaltendes Zucken unter den Lidern
- Entzündet, wässrig
- Geschwollene Lider
- Sehschwäche

Mund
- Reichlich Speichelfluss
- Süsser Mundgeschmack

Schlaf
- Schläfrigkeit

Modalitäten
- Alle Symptome < in warmen Räumen

KLINISCHES BILD
- Allgemeine Schwäche
- Augenbeschwerden
- Kopfschmerzen

ARANEA TELA

Ursubstanz: Spinnweben einer schwarzen Spinne,
die in Scheunen, Kellern und dunklen Plätzen lebt.
Es ist ein altbewährtes Mittel.

Prüfung:
Während der Prüfung wurde beobachtet, dass dieses Mittel die Pulsfrequenz bei gesunden Menschen senkt.
Einige Prüfer wurden ruhig und friedlich mit der Neigung, einzuschlafen.

Allgemeines
- Anhaltendes Frösteln
- Hartnäckige Rückfälle
- Maskierte periodische Erkrankungen, Patienten mit Zusammenbruch
- Symptome erscheinen plötzlich begleitet von kühler, feuchter Haut

Kopf
- Periodische Kopfschmerzen mit extremer nervöser Übererregbarkeit

Atemtrakt
- Trockenes Asthma mit quälendem Husten Extremitäten
- Taubheitsgefühl in Händen und Beinen wenn in Ruhe

Schlaf
- Kardiale Schlaflosigkeit mit erhöhter Muskelenergie

EIGENE BEOBACHTUNGEN

Aranea Tela zeigte eine starke Wirkung bei einer Frau mittleren Alters mit supraventrikulärer Tachykardie. Ihr Konstitutionsmittel war Calcium arsenicusum. Gaben von Digitalis und Gelsemium im akuten Stadium waren wirkungslos geblieben.
Aufgrund folgender Symptomatik wurde ihr schließlich Aranea Tela verordnet:
- Schneller Puls
- Schwäche, Energiemangel

Ihr Zustand verbesserte sich sehr. Das Mittel schenkte ihr auch ein Gefühl von Ruhe und Frieden.

LATRODECTUS MACTANS (SCHWARZE WITWE)

Diese Spinne findet man in Südamerika und im südlichen Teil der USA. Über die Wirkung dieses Spinnengiftes wurde bereits viel geschrieben.

Arten:
Latrodectus tridecimguttatus - in Südeuropa als Malmignatte bekannt
Latrodectus lugubris - in Russland als Karakurt bekannt
Latrodectus hasselti - in Neuseeland als Katipo bekannt.

Ursubstanz. Spinnenweibchen aus der Familie der Araneidae. Es ist dicklich und schwarz mit einem rot - orangen Fleck in Form eines Stundenglases an der Bauchunterseite. Der Körper eines ausgewachsenen Weibchens ist ca. 1 cm lang, mit acht Beinen von je 2,5 cm Länge.
Die Urtinktur wird aus der gesamten Spinne hergestellt.

Prüfung:
John Bradbury und Dr. A.W. Blair unterzogen sich einer Prüfung. 1889 wurde dieses Mittel durch Jones und Tafel in die Materia Medica aufgenommen.

CHARAKTERISTISCHE MERKMALE
Nach der Paarung frisst das Weibchen das Männchen, das viel kleiner ist. Daher wird diese Spinnenart auch Schwarze Witwe genannt.
Sie wickelt ihre Beute, die manchmal viel größer und schwerer als sie selbst ist, in einen festen Mantel aus seidenen Fesselbeutefäden. Dann nähert sie sich und spritzt Gift durch ihre Giftklauen, einem Scherenpaar im Bereich des Mundes. Der Todeskampf dauert nur wenige Minuten.
Die Spinne bevorzugt dunkle und entlegene Erdlöcher, wo sie unbemerkt leben kann.

TOXISCHE WIRKUNG
Wahrscheinlich ist es das stärkste Gift überhaupt. Es handelt sich nur um ein 200 stel der Giftmenge einer Klapperschlange. Seine Wirkung ist jedoch ungefähr 15 mal so stark.
Das Gift wirkt auf die Nerven. Es unterbricht die Bahn der nervalen Impulse an derneuromuskulären Schranke, deren Funktion von der Ausschüttung des Botenstoffes Acetylcholin abhängt. Durch das Gift kommt es zu einer frühzeitigen Ausschüttung dieses Stoffes und einer Verzögerung des nervalen Impulses. Das ist jedoch nur ein Teil der biochemischen Wirkung des Giftes.

Weitere Symptome sind:

- Abschuppung an Händen und Füßen
- Allgemeiner Juckreiz (Pruritus)
- Allgemeine Muskelkrämpfe, Zuckungen und Steifheit
- Atem- und Sprechbeschwerden
- Engegefühl - „Spinnen umgarnen ihre Beute"
- Geistige Erregtheit begleitet von der Angst, ohne starke Kontrolle, verrückt zu werden
- Hämorrhagien mit schwarzem Blut
- Langsame Gefäßkrämpfe in den Extremitäten
- Langsame Herzfunktion
- Schaudern mit reichlich kaltem Schweiss und Schmerzen, wie bei Angina pectoris
- Schlaflosigkeit, Unruhe

Aussehen des Patienten

Das Gesicht des Patienten zeigt einen Ausdruck ernster Furcht mit extrem großer Todesangst. Sein Gang ist charakteristisch: nach vorne gebeugt, die Hände auf dem Bauch, langsame und erschwerte Bewegung. Es können auch Sprachschwierigkeiten auftreten.

Miasma:

Syphilitisch

Allgemeines

- Allgemeines Frösteln, besonders die Extremitäten sind eiskalt
- Das Mittel wirkt auf das Herz und zeigt das typische Bild einer Angina pectoris begleitet von Unruhe und Erschöpfung
- Frösteln im Wechsel mit Hitzewallungen
- Große Unruhe, die den Patienten weder zur Ruhe kommen noch einschlafen lässt
- Hämorrhagien mit dünnem, wässrigem Blut
- Heisshunger oder Appetitlosigkeit
- Linksseitige Beschwerden
- Reichlich Schweiss
- Starke Erschöpfung

Gemüt
- wie das eines Menschen, der dem Tode nahe ist
- Alkoholismus
- Angst, verrückt zu werden
- Angst, nicht mehr atmen zu können und zu sterben
- Extreme nervöse Reizbarkeit
- Geräuschempfindlich, überempfindlich
- Todesangst, fühlt den Tod nahekommen
- Unkontrolliertes, grundloses Weinen bei Männern, die eigentlich emotional stark und stabil sind
- Unruhe, wälzt sich ständig umher, bis er geistig erschöpft und ausgelaugt ist

Schmerzen
- Starke Schmerzen mit Krämpfen
- Schmerzen kommen und gehen in Wellen, wie Wehen
- Muskelkater, besonders bei Berührung
- Patient schreit, kreischt, jammert vor Schmerzen

Kopf
- Hinterhauptkopfschmerz
- Zusammenschnürende Schmerzen, < gegen 15.00 h

Mund
- Eingerissene Lippen
- Hypertrophie der Zungenpapillen
- Verstärkter Durst auf kaltes Wasser; erbricht Getrunkenes
- Verstärkter Speichelfluss
- Weißer Zungenbelag
- Zittrige Zunge

Magen und Bauch
- Aufstossen
- Bauchdecke bretthart, keine Weichheit, Krämpfe beim Abtasten
- Flatus lindert Blähungen nur gering
- Keine Aktivität im Rektum (Atonie), schwarze Stühle
- Schmerzen mit dem Gefühl, als ob das Epigastrium hinabsinke Schwindel, > durch Erbrechen von schwarzem Blut

Atemtrakt
- Atemnot (Dyspnoe) bis Atemstillstand (Apnoe)
- Atembeschwerden aufgrund von Muskelkrämpfen
- Erschwerte Atmung mit unwillkürlichem Grunzen beim Ausatmen
- Hals, trocken und geschwollen mit Schluckbeschwerden

Herz - Kreislauf

- Angina pectoris - krampfende Schmerzen in Brust und Bauch
- Bluthochdruck (oder auch anfallsweise) mit Hitzewallungen
- Engegefühl mit starken Schmerzen, ausstrahlend zur Achsel und den linken Arm hinunter bis in die Fingerspitzen, begleitet von Taubheitsgefühl und Lähmung der betroffenen Glieder
- Geschwollene Knöchel und aufgedunsenes Gesicht
  < Feuchtigkeit,vor Gewitter und nachts
- Schneller Puls, bis 130/Min, schwach, fadenförmig, kaum tastbar

Urogenitaltrakt

- Harnblasenlähmung mit Harnverhalten
  > warme Anwendungen, heißes Sitzbad, Begießen des Perineums mit warmen Wasser
- Roter Urin mit Albuminen und Ausflocken

Frauen - Menses unterdrückt, spärlich, verzögert

Männer - Häufige Erektion
- Hodenschmerzen, besonders rechtsseitig, < Bewegung
- Schweisse im Genitalbereich

Extremitäten

- Brennen der Fußsohlen
- Einschiessende, krampfartige Schmerzen im Lumbalbereich, Gefühl, als ob der Rücken gebrochen sei
- Klonische Krämpfe und Zittern am ganzen Körper
- Krämpfe mit Schwäche
- Lähmung der unteren Glieder, Schwierigkeiten beim Heben der Beine aufgrund von Krämpfen in den Hüftextensoren
- Nackenschmerzen, die bis in Hüften ausstrahlen
- Nervöses Zittern mit Taubheitsgefühl in Händen und Füßen
- Spastische Lähmung mit erhöhten Reflexen
- Unterschenkelmuskel berührungsempfindlich

Haut - Berührungsempfindlich, besonders im Lumbal-, Sakral-, Hüft- und bläuliche Verfärbung
- Eiskalte Haut, wie Marmor - auch bei Fieber
- Erhöhte Überempfindlichkeit, Ameisenlaufen
- Kalter Schweiss

Schlaf - Schlaflosigkeit
- Unruhig, gestört

Träume - Träumt, er würde fliegen

Modalitäten

< Alkohol
< Feuchtigkeit, vor Gewitter, nachts
< geringste Bewegung, Belastung
< Sport
< Wetterwechsel
> heißes Bad
> ruhig Sitzen

VERWANDTE MITTEL

Kälte:
Latrodectus katipo, Heloderma,

Angina pectoris:
Lach., Spig., Cimic., Cact., Kalm., Lyc.,

EIGENE BEOBACHTUNGEN

Ich habe dieses typische Angina pectoris Mittel auch bei einem Bronchialkarzinom mit multiplen Knochenmetastasen eingesetzt. Begleiterscheinung war ein einschiessender scharfer Schmerz, der wie Wellen kam und ging. Der Patient war sehr kalt und aufgrund der Schmerzen sehr unruhig. Eine Gabe Lactrodectus Mactans C 30 linderte seine Schmerzen und Beschwerden.

MYGALE LASIODORA CUBANO

Ursubstanz. Eine große, schwarze, lebende Spinne aus Kuba

Herstellung:
Die Spinne wird in Alkohol getaucht

Prüfung:
Durch Dr. J. C. Howard, der dieses Mittel auch ins Repertorium einführte

Prüfungssymptome und toxische Wirkung
Das Mittel verursacht schwere Verbrennungen mit grünlicher Verfärbung der Bissstelle und der betroffenen Lymphbahnen. Der Patient beginnt, zu frösteln, er bekommt Fieber, einen trockenen Mund und großen Durst. Er zittert vor Todesangst und hat Atemnot. Begleiterscheinungen sind Schwindel, Herzklopfen, starkes Stechen in den Harnleitern mit glühend heißem Urin und vereinzelten Muskelkrämpfen.

Klinische Indikationen

- Chorea, besonders der Gesichtsmuskeln (typisch für die Spinnenmittel)
- Penis lunatus
- Gonorrhoe

Wirkungsbereich

- Gesicht, ZNS und Urogenitaltrakt

Allgemeines

- Nervosität
- Rechtsseitige Beschwerden
- Rote Streifen entlang der Lymphbahnen
- Unruhe - anhaltende Bewegung, besonders von Händen und Füßen
- Zittern - anhaltende Bewegung des gesamten Körpers

Gemüt

- Abgehackte, unruhige Sprache, < beim Erwachen
- Extreme Empfindsamkeit mit Hass- und Rachegefühlen
- Redet ständig vom Geschäft, dabei starke Todesangst (DD: Bryonia)

Kopf - Dumpfer Stirnkopfschmerz
- Ruckartiges Zucken, besonders zur rechten Seite

Gesicht - Heiße Gesichtsröte
- Anhaltende Verzerrung im Gesicht
- Anhaltendes Zucken der Gesichtsmuskulatur, Mund und Augen öffnen und schliessen sich in schnellem Wechsel

Augen - Sehschwäche mit Übelkeit

Ohren - Akute Ohrenschmerzen, besonders rechtsseitig, zwischen Mitter nacht und Morgen

Mund - Brauner Zungenbelag
- Herausstrecken der Zunge schwierig
- Trockene Pergamentzunge
- Zähneknirschen nachts

Magen - Abneigung gegen Speisen, > nach Essen
- Extremer Durst
- Geringer Appetit
- Übelkeit mit starken Herzklopfen, Sehschwäche und allgemeiner Erschöpfung

Urogenitaltrakt
- Verstärkter Harnfluss (Polyurie)
- Heißer Urin mit Brennen, begleitet von stechenden Schmerzen in der Harnröhre

Männer - Penis lunatus
- Verschleppte Gonorrhoe
- Syphilis
- Heftige Erektionen

Atemtrakt
- Atembeschwerden mit Verlangen, tief zu atmen

Herz - Kreislauf
- Starkes Herzklopfen mit Übelkeit, Erbrechen, Sehschwäche, Chorea

Rücken
- Rückenschmerzen, die bis zur Vorderseite des Körpers ausstrahlen

Extremitäten
- Anhaltende Bewegung des gesamten Körpers, besonders der Füße beim Sitzen, kann Hände nicht für eine Minute ruhighalten
- Glieder im Schlaf ruhig, < Bewegung
- Schwierigkeiten, Hände zum Mund zu führen; ruckartige Bewegungen entweder nach unten, über den Kopf oder seitlich über das Gesicht
- Unsicherer Gang, Füße werden beim Gehen nachgezogen
- Unwillkürliches Zucken der Arme und Beine, meist rechtsseitig

Haut
- Intensive rote Streifen entlang der Lymphbahnen am Unterschenkel, die sich den gesamten Körper entlang hochziehen
- Lokale Entzündung, die sich von den Füßen bis zu den Knien erstreckt, mit violetter Verfärbung, später grüner

Schlaf
- Nächtliche Unruhe mit unsinnigen Träumen

Fieber
- 30 Minuten starkes Frösteln, gefolgt von Fieber mit Zittern des Körpers starkem Durst, Gesichtsröte und trockener, belegter Zunge

Modalitäten

< Essen, Sitzen, morgens
> im Schlaf

TARENTULA CUBENSIS

Auch diese Spinnenart gehört zu der Familie der Wolfspinnen (Lycosidae). Sie wird auch „Kubanische Tarantel" genannt.

T. F. Allen erzählt eine interessante Geschichte über diese große, braune behaarte Spinnenart aus Texas und Südkarolina: Die Spinne war auf dem Weg nach London, an Bord eines Schiffes in einem Container, konserviert in Alkohol. Der Container zerbrach, der Alkohol floss heraus und die Substanz zersetzte sich. Dennoch wurde aus dieser Substanz später eine Potenz hergestellt. Daher ist Tarentula cubensis ein sehr wichtiges Mittel bei Karbunkeln, Abszessen, Beulen und Schwellungen.

Allgemeines

- Bläuliche Verfärbung der betroffenen Stellen
- **Große Empfindlichkeit mit Reizbarkeit**
  Der Patient muss sich ständig bewegen und sich reiben, um seine intensive nervöse Reizbarkeit zu lindern. Er hat das Ver langen, seine Hände und Finger gegen etwas Hartes zu reiben, z.B. gegen einen Stock, eine Mauer
- Große Empfindlichkeit der weiblichen Geschlechtsorgane, die zu starker sexueller Erregung führt
- Heftige brennende Schmerzen (DD: Ars., Anthraci.,)
- **Periodizität:** Beschwerden treten alljährlich zur gleichen Zeit auf

Gemüt
- Delirium aufgrund von Schmerzen und Sepsis
- Mitempfindend

Kopf
- Dumpfer Schmerz auf dem Kopf
- Einschiessende Schmerzen im linken Auge, die sich über das Gesicht ziehen
- Heiße Schweisse

Mund
- Geschwüre mit starkem Brennen, können sich über gesamten Verdauungstrakt ausbreiten (DD: Ars.,)

Magen
- Appetitverlust, außer beim Frühstück

Urogenitaltrakt

- Harnabgang beim Husten
- Harnverhalten
- Intensiver Juckreiz in der Scheide (Pruritus vulvae)

Extremitäten

- Nervöses Zittern und Taubheitsgefühl in den Fingerspitzen
- Zittern der Hände mit Blutstau

Haut

- Altersgeschwüre
- Brennen und Stechen
- Gangrän, Abszess mit Schmerzen und Entzündung
- Nagelfalzentzündung (Paronychia)
- Rote Flecken und Pusteln
- Sepsis der Haut
- Violette Verfärbung

Schlaf

- Schläfrigkeit und Unruhe
- Schlaflos aufgrund von hartem Husten, > rauchen

Fieber

- Frösteln, gefolgt von intensivem Brennen und Fieber mit großem Durst, Ängstlichkeit, Unruhe, Kopfschmerzen, Delirium, reichlich Schweiss und Harnverhalten. Später intermittierendes Fieber mit Durchfällen und Erschöpfung.

Modalitäten

> rauchen, < nachts

EIGENE BEOBACHTUNGEN

Ein 46 jähriger Mann kam mit einer schweren Grangrän am rechten Fußrücken, die bereits mehrmals erfolglos behandelt worden war. Ursache war ein Mosquitostich, der sich später zu einem Abszess entwickelte. Dieser platzte auf und sonderte eine braune Flüssigkeit ab. Der Fuss schwoll an. Der Patient litt unter starken brennenden Schmerzen. Die Wunde war gerötet und hatte Schorf. Die Symptome waren von Taubheits- und Schweregefühl begleitet. Aufgrund dieses klinischen Bildes verordnete ich Tarentula cubensis C 30, 3 x täglich für 4 Tage. Daraufhin zeigte sich eine merkliche Verbesserung: die brennenden Schmerzen, die Schwellung, Verfärbung und Absonderung verschwanden. Die Wunde konnte heilen und der Patient fühlte sich besser.

TARENTULA HISPANICA

Ursubstanz: Spinnenart aus der Gattung der Wolfsspinnen - Lycosa Tarentula. Man findet sie hauptsächlich in Italien und Spanien. Die Lycosa hat ein gemeines Aussehen, sie besitzt zwei große Klauen und lange Laufbeine, die es ihr ermöglichen, blitzschnell hinter ihrer Beute herzujagen.

Prüfung: durch Marquis Nuñez in Spanien

TOXISCHE WIRKUNG

Der Biss der Tarantula ist sehr schmerzhaft. Er versetzt den Patienten in einen Zustand, der „Tarantulismus" oder „Tarantismus" genannt wird: er verspürt den unwiderstehlichen Drang, wild herum zu tanzen - „wie von einer Tarantel gestochen".
Allopathen meinen, dass dieser Zustand nicht wirklich auf die Vergiftung zurückzuführen sei, sondern auf die Hysterie und die Angst nach dem Biss. Die Frage, ob der Auslöser für diesen Zustand ein psychogener Faktor ist, bleibt also scheinbar nach wie vor unbeantwortet.

Es wurden verschiedene Formen des Tarantulismus festgestellt:
Der sporadische, der epidemische (besonders im Frühjahr), der akute und der chronische Zustand (mit Rückfällen in den warmen Jahreszeiten).

GESCHICHTLICHER HINTERGRUND

Es wird berichtet, dass alljährlich eine große Anzahl Wolfspinnen durch eine süditalienische Stadt mit Namen Tarent wanderte. Diese Spinnenart ist besonders häufig in dem trockenen warmen mediterranen Klima (Spanien, Griechenland, Südfrankreich etc.) zu finden.

Der Biss dieser Spinne verursachte Krämpfe. Der Gebissene verspürte einen starken Drang, zu tanzen, bekannt unter dem Symptom „Tarantismus". Im 14. Jahrhundert gab es einige Epidemien dieser zwanghaften Tanzwut in Europa; in Italien war sie schon seit dem 10. Jahrhundert bekannt und wurde dem Biss der Tarantel zugeschrieben.
Ihre schnelle Verbreitung wurde so verheerend, dass die Kirche sich gezwungen sah, mit öffentlichen Teufelsaustreibungen gegen die Tanzenden vorzugehen. Bis in das 17. Jahrhundert wurde dieser Tanz in den deutschsprachigen Ländern das „laszive Anfallsleiden" genannt.

Bald entdeckte man, dass sich diese an sich unkontrollierbare Tanzwut (Veitstanz) durch eine rhythmische Musik mit starkem Beat unterdrücken bzw. heilen liess. Sobald diese Musik erklang, wurde das Opfer erregt und tanzte immer wilder, bis es schließlich schweissgebadet zu Boden fiel und sich des Giftes entledigte. Ein solcher Prozess konnte bis zu 3 Tage andauern.

Der wilde Tanz und die schnelle rhythmische Musik aus der Region von Tarent wurde später als „Tarantella" bekannt. Anfangs nur eine Heilung für Tarantismus, entwickelte sich die Tarantella später zu einem Tanz für die höhere Gesellschaft - für Männer mit gepuderten Perücken und Wamsen und Frauen in enggeschnürten Korsagen und mit Rouge auf den Wangen.

CHARAKTERISTISCHE MERKMALE / SIGNATURENLEHRE

1. Die Tarentula hispanica gräbt ein senkrechtes Loch in den Boden und bedeckt es mit einem Netz, um es der Umgebung anzugleichen. So lauert diese intelligente Spinne ihrer nichtsahnenden Beute auf.
Diese Patienten sind auch sehr intelligent, bis hin zu schlau und gerissen.

2. Die Tarantula erwartet ihre Beute in Ruhe. Sitzt ein Opfer in der Falle, greift sie mit einem plötzlichen Sprung an und zieht sich dann blitzschnell wieder in ihr Loch zurück.
Beim Patienten zeigt sich diese Heftigkeit in seinen ruckartigen Zuckungen und epileptischen Anfällen, aber auch in seinem aggressiven Denken, wie weiter unten zu ersehen ist.

3. Diese Spinnen sind für ihren Liebestanz bekannt. Während der Balz tänzeln die Männchen um das Weibchen herum. Hat sie sich ihren Erwählten ausgesucht, tötet und frißt sie die anderen Bewerber.
Ein Tarentula Patient ist grausam und zerstörerisch. Er ist flink und schnell im Handeln (DD: Hep., Stram., Tarent.,) und kann bei Widerspruch sehr ärgerlich werden. Seine Angriffe sind sehr aggressiv, jedoch ohne die starke körperliche Gewalttätigkeit von Stramonium. Stattdessen greift er mit Worten an. Der Angriff kann soweit gehen, dass er sich die Kleidung zerreisst, seinen Kopf gegen die Wand hämmert etc.

4. Diese Spinnen benutzen ihr Netz auch, um miteinander zu kommunizieren. Die Beine von zwei Spinnen sind mit einem langen Faden verbunden - überraschenderweise verfangen sie sich nicht in ihrem eigenen Netz, obwohl die Fäden klebrig sind. Die Erklärung ist einfach: die Spinne webt zwei verschiedene Fäden, einen klebrigen und einen nicht - klebrigen. Sie selbst

benutzt nur die, die nicht kleben. Ein weiteres Beispiel für die Schlauheit dieser Tiere.
Der Tarentula Patient ist auch sehr schlau. Er weiss genau, wie er sein Ziel erreicht. Er manipuliert gerne und neigt dazu, andere zu belügen und zu täuschen.
Viele sind Hypochonder und täuschen eine Krankheit nur vor. Aus reiner Berechnung übertreiben sie bei der Schilderung ihrer Symptome.
Es besteht auch eine Neigung zu Hysterie bzw. Überempfindlichkeit, wie z. B. bei Widerspruch, den sie als Beleidigung empfinden. Sie neigen auch zu Beschwerden durch enttäuschte Liebe und Trauer. Ihre Hysterie zeigt sich auch in einer lasziven Sexualität und Nymphomanie, die bis zu einem schamlosen Verhalten gehen kann.
Ihr gesteigertes sexuelles Verlangen verschlechtert ihren Zustand weiter.

5. In dem Netz einer Tarantel herrscht reges Treiben. Ein Tarentula Patient muss sich ständig bewegen, besonders seine Beine. Morgens beim Erwachen ist das Bett völlig zerwühlt. Diese Unruhe wird oft von Furcht begleitet. Körperlich sind Magen, Brust und Herzbereich betroffen.
Der Patient hat das Gefühl, dass etwas Fürchterliches passieren wird. Oft befürchtet er auch, sein Tagespensum trotz Hyperaktivität nicht schaffen zu können.
Er ist immer in Eile und ärgert sich über Passanten, die langsam vor ihm hergehen. Eine zwanghafte Unruhe treibt ihn dazu, sehr schnell zu gehen oder sogar zu rennen.
Ein Grund für die Unruhe ist sein Bedürfnis, die Energie in seinem Körper zu verteilen. Das macht ihn zu einem sehr leistungsstarken und produktiven Arbeiter. Man kann diese innere Hetze auch dem Gíft zuschreiben, die das Nervensystem auf Hochtouren bringt.

6. Früher wanderte diese Spinnenart einmal jährlich durch ein Städtchen mit Namen Tarent (daher ihr Name). Patienten, die von einer Tarantel gebissen worden sind, erleben jedes Jahr zur gleichen Zeit eine Wiederkehr der Symptome, die allmählich schwächer werden.
Man kann also von einer eindeutigen Periodizität der Symptomatik sprechen.

Zusammenfassung:
Dieses Mittel eignet sich besonders für unruhige Menschen, die nicht an einem Ort bleiben können und sich ständig bewegen müssen.
Ein Tarentula Patient zeichnet sich durch seine widersprüchliche, wechselhafte Persönlichkeit aus. Einmal Himmel hoch jauchzend; dann wieder zu Tode betrübt, einmal stille Sanftheit, dann wieder extreme Gewalt.

Entwicklung des Tarentula Gemütes aus Prüfungsberichten
1. Das Nervensystem eines Tarentula Patienten ist so gespannt wie eine Sprungfeder. Seine Energie ist geladen und drängt in den Ausdruck.
Daher ist dieser Patient gezwungen, aktiv zu sein, sich zu beschäftigen und sich ohne Unterlass zu bewegen. Meist sind es Menschen in Berufen mit einer hohen Verantwortung. Menschen, wie Journalisten, die ständig unter Strom stehen. Ihre Geschäftigkeit und Leistungsfähigkeit beruht nicht auf Ehrgeiz und Wettbewerb, sondern auf dem Zwang, immer etwas tun zu müssen. Ihr angespanntes Nervensystem kann durch Trost und sanfte Musik beruhigt werden. Unpassende Musik kann jedoch seinen Zustand verschlechtern.

2. Alle anderen Gemütssymptome beruhen auf unerfüllter Liebe. Der Patient hat sich verliebt, aber noch nicht mit dem Mädchen gesprochen. Er versucht alles, um ihre Aufmerksamkeit zu bekommen. Er tanzt, trägt bunte Kleidung, zeigt seine Schlauheit und seinen Humor.

3. In einem fortgeschritteneren Krankheitsstadium verliert der Patient die Kontrolle. Wird der unruhige Mensch in diesem angespannten Zustand an seinem Tun gehindert, zeigt er sich gewalttätig. Anfangs lebt er diesen Zerstörertrieb nur, wenn er allein ist. Heimlich und nicht vor anderen - ein Beweis für die Schlauheit von Tarentula. Später verliert er mehr und mehr die Kontrolle darüber und sein Zerstörertrieb wird öffentlich bekannt.
Das dritte Stadium ist der Wahn. Einerseits die starke Gewalttätigkeit mit dem Drang, zu schlagen und zu töten, und andererseits seine erotische Manie, die ihn dazu bringt, andere Menschen, sogar Fremde, sexuell zu belästigen.
Bei diesem Patienten muss alles schnell gehen, Er wird sehr ungeduldig, wenn andere um ihn herum langsam sind. Selbst beim Gehen, hat es der Tarentula Patient sehr eilig. Auch hier ist der Bewegungsdrang die Ursache.
Er ist auch sehr ängstlich, z. B. dass Dinge nicht erledigt werden, dass etwas falsch läuft. Meist ist diese Angst irrational. Ursache hierfür ist das angespannte Nervensystem.

Tarentula Patienten neigen dazu, zu tanzen, zu springen und umherzulaufen - alles mit schnellen, heftigen Bewegungen. Grelle Farben wie rot, gelb, grün, schwarz verschlechtern ihren Zustand. Das Mittel zeigt auch eine auffallende Hysterie, besonders, wenn die äußeren Einflüsse zu stark werden und ihr System zusammenbricht. Dann kommt es zu Krämpfen, Ohnmacht und Anfällen.

Aus dem Repertorium
Allein aus der Beobachtung der Patienten in der Praxis kann man schon eine Menge lernen. Sobald ein Tarantula Patient die Klinik betritt, geht er in den Korridoren hin und her.

Gemüt **- Furcht** - grundlos
- Geschäftig - furchtlos, ergebnislos
- Hast, Eile

Sie tragen oft grelle Kleidung, um die Aufmerksamkeit auf sich zu ziehen.
- Farben
- blau - Verlangen nach
- grün - Verlangen nach
- rot - Verlangen nach

Wenn der Arzt sie etwas fragt, sind sie zerstreut und antworten nicht

Antworten
- gefragt wird, antwortet nicht, wenn er
- Antworten - Abneigung zu antworten
- Antworten - weigert sich, zu antworten

Geistesabwesend
- Verstehen - Fragen nicht; versteht. Wenn sie doch antworten, dann sehr abrupt und kurz
- Antworten - kurz angebunden (= barsch, schroff). Während der Anamnese sind sie sehr unaufmerksam

Schwierigkeiten
- Konzentration - schwierig
oder sie sitzen vor dem Arzt und gestikulieren

Gesten - Finger - Mund; Kinder stecken die Finger in den
Gesten - Hände - unwillkürliche Bewegung der
Gesten - Fingern - spielt mit den

Gesten - ringt die Hände
Kratzt - mit den Händen
Ziehen - Verlangen zu ziehen; jemanden an den **Haaren**

Ein Tarentula Kind ist sehr unruhig und möchte alles anfassen, was sich auf dem Tisch des Arztes befindet. Gewöhnlich hassen sie es, untersucht zu werden.

Angst - berührt zu werden; Angst
Fremde **- Anwesenheit von Fremden** - agg.
- Ruhelosigkeit - ängstlich
Spassen
Springen

Schimpfen die Eltern das Kind, zeigt es sich entweder völlig gleichgültig oder es zieht sich zurück und wird gewalttätig: es zerrt an seiner Kleidung, rauft sich die Haare oder versteckt sich, damit die Eltern es suchen müssen.

Beissen **-** sich selbst; beisst
Läuft umher
Verlangen
- verstecken, sich
Widerspruch
- verträgt keinen Widerspruch
Zorn - Berührung, bei
Zorn - heftig

Manchmal benimmt sich ein solches Kind aber auch derart zuvorkommend und hinterlässt einen derart guten Eindruck beim Arzt, dass dieser das Gefühl, bekommt, die Eltern erzählen genau das Gegenteil.
Haben die Eltern die Kontrolle völlig verloren, sehen sie sich gezwungen, das Kind zu schlagen, wodurch dieses noch wütender und gewalttätiger wird.

Gesten - zieht die Umstehenden an den Haaren
Schlägt - seinen Kopf
Zerreisst- Dinge im allgemeinen
Ziehen - Haaren, an den
Zorn - Schlagen - Kopf - Händen an den Kopf

Schlagen
- sich gegen den Körper

Als Erwachsener treibt er seine Kollegen im Büro zur Eile an. Auch auf der körperlichen Ebene zeigt sich diese Unruhe, z.B. Hände und Beine bewegen sich ständig; Arme und Rumpf zappeln unkontrolliert herum.

Fleissig - arbeitsam, Arbeitswut
Geistige Anstrengung
- Gesten; Gebärden - Flockenlesen
Gesten - Hände - unwillkürliche Bewegung, als würde sie stricken
Gesten - macht
Gesten - lächerlich oder albern
Hast - jeder - bewegt sich zu langsam
Hast - Bewegungen, in den
Hast - Gehen; beim
Impulse - laufen; zu
Musik - amel.
Musik - Füsse - Zittern der
Ruhelosigkeit
- nachts - Mitternacht - bis 5:00 h
- ängstlich - Gehen; zwingt zu schnellem
- Bett - aus einem Bett zum anderen gehen will
- Bett - herumwerfen im
- während Menses
- treibt umher
- Musik, durch Ungeduld

Der Patient ist launisch, äusserst gerissen und hat Angst vor einer wirklichen Konfrontation. In ihren Mittelbildern erwähnt Dr. Magret Tyler eine plötzliche Gewalttätigkeit, die sie „unvorhergesehenes Verhalten" nennt. Dieses verschlagene Verhalten geht mit Zerstörungswut einher.
Destruktivität, Zerstörungswut, Hinterhältig; hinterlistig, falsch, verschlagen

Destruktivität
- gerissen
Drohen - droht, etwas zu zerstören
Drohen - droht, zu töten

Manie - Zerstörung, gefolgt von Lachen und Entschuldigungen, Zorn, Raserei, Wut, Schreien (=Kreischen, Brüllen)
Simuliert - krank zu sein
Simuliert - Ohnmacht
Weinen - hysterisch
Zerreisst - Kleidung
Ziehen - Haaren, an den - presst den Kopf; und
Zorn - wirft mit Gegenständen

Sie lachen gern, spielen und scherzen und lieben es, absurde Dinge zu tun.

Erregung - Musik; durch
Erregung - Tanzen - Singen und Weinen; mit

Extrovertiert, Exzentrizität, Überspanntheit

Froh - Hochgefühl
Kreischen - nach Lachen
Lachen - Gesellschaft; in
- manisch
- mit stumpfsinnigem Gesichtsausdruck
- nervös
- sardonisch
- spöttisch
- unmässig
- unwillkürlich
- verlangen zu lachen, lebhaft, munter
Manie - Singen; mit Redseligkeit
Scherzen beim Gehen
- Schreien - Lachen; nach
Singen - heiser ist; bis er sehr - erschöpft, und
- unwillkürlich
Spassen
Spielen - verlangen, zu spielen
Stimmung - wechselnd
Tanzen - wild

SCHLÜSSELSYMPTOME

Extreme Unruhe

Patient muss ständig in Bewegung sein, obwohl Bewegung seinen Zustand verschlechtert. Verlangen, zu springen. Er ist energiegeladen mit einem zwanghaften Bedürfnis nach Aktivität.

Hyperaktivität

Hände und Füße bewegen sich ständig. Er versucht, seiner Erregbarkeit Herr zu werden, aber es fehlt ihm die Kontrolle.

Zuckungen

Hohe Nervenanspannung mit Zuckungen. Schrickt aus Schlaf hoch. Unruhige Hände und Beine.

Empfindlich auf Musik

Besser durch Musik, Rhythmus (Massage, Reiten und Tanz). Farben haben auch einen körperlichen Einfluss auf ihn.

Berührungsempfindlichkeit

- Haut, Genitalien und Augen (Photophobie) sind besonders berührungsempfindlich
- Nadelgefühl in den Fingerspitzen

Frösteln

Patient fröstelt, aber hat Verlangen nach frischer Luft, die dann auch bessert.

Verlangen

Scharfe und stark gewürzte Speisen, kalte Getränke, Salziges, Limonen , rohe Speisen, Sand, Kalk und Asche (Patient kratzt angebratene Reste aus der Pfanne)

Abneigung

Fleisch, Brot, Schokolade

Hysterische Disposition

- Besser allein, Gesellschaft verschlechtert
- Egoistisch, haßerfüllt, schlau, verschlagen

- Merkwürdige Ideen über Farben
- Ohnmacht, Zucken, Würgen
- Sie geben vor, krank zu sein
- Stimmungsschwankungen
- Wirft mit Dingen herum oder zerstört sie, zieht an den Haaren
- Wütend bei Widerspruch
- Zerstörerisch
- Verlangen, sich in einen dunklen Raum zu legen und von niemandem angesprochen zu werden
- Abneigung gegen grelle Farben - rot, grün, schwarz

Periodizität der Symptome

Einige Symptome kehren alljährlich zur gleichen Zeit wieder.

Rechter Arm und linkes Bein betroffen (im Gegensatz zu Agaricus)

Kopf

- Gefühl, als ob kaltes Wasser über Kopf und Körper gegossen würde
- Kopfschmerzen, als ob das Gehirn „von 1000 Nadeln zerstochen würde"
- Rollt seinen Kopf auf dem Kopfkissen ständig hin und her (DD: Bell., Hell.)
  < Beugen nach vorn
  < Berührung
  < nach dem Lernen
  < beim Gehen
  < gegen Abend,
  > Reiben des Kopfes gegen das Kopfkissen
- Schwindel mit Verlangen, dass sein Haar gebürstet bzw. gerieben wird
- Begleiterscheinung: Photophobie

Augen

- Gefühl, als ob ein Fremdkörper im Auge sei, Wimper, Splitter, Sand
- Schmerzen im rechten Auge
- Sichttrübung möglich
- Sehverlust im rechten Auge
- Rechtes Auge kann vergrößert sein, linkes eingezogen

Ohren - Krachen im rechten Ohr mit Schmerzen und Schluckauf
- Nächtlicher Tinnitus (Geräusch von Glockengeläut), < Gehen

Nase - Nasenbluten mit starkem Carotispuls und Völlegefühl im Kopf

Verdauungstrakt
- Durchfälle - reichlich, mit Übelkeit, Erbrechen, Ohnmacht und Erschöpfung
- Entzündete und vergrößerte Mandeln mit Atembeschwerden
- Erdbeerzunge (DD: Bell., Frag.)
- Gefühl, als ob etwas Lebendiges im Magen wäre oder Kitzelgefühl, das bis in den Hals hochsteigt
- Pulsierende Zahnschmerzen, < an frischer Luft
- Rachen geschwollen, violette Verfärbung
- Schluckbeschwerden mit Engegefühl im Hals
- Schmerzen und Brennen am Anus nach Stuhlgang
- Stuhl - dunkel, übelriechend
- Trockenheit in Mund und Zähne
- Übelkeit, Saures Aufstossen, Brennen im Magen, < Wasser trinken

Atemtrakt
- Brust - großer Druck mit keuchendem Atem
- Chronische Erkältung mit häufigem Niessen, rechtes Nasenloch ist besonders betroffen
- Erstickungsgefühl mit Schreien, Weinen und Unruhe
- Husten mit unwillkürlichen Harnabgang, < abends, > rauchen
- Husten mit Schmerzen in Kopf, Brust und Uterus, trockener Krampfhusten mit Brechreiz und Würgen
- Nasenbluten (Epitaxis) - reichlich, dunkel, Blut gerinnt schnell

Herz - Kreislauf
- Angina pectoris und Mitralklappenstenose, Gefühl, als ob das Herz gequetscht oder eingeengt würde, sich drehen und wenden würde
- Kann nicht auf linker Seite liegen, < Hände in kaltes Wasser legen
- Präkordiale Ängste mit starkem Herzklopfen

Lymphsystem

- Zervikale Lymphadenitis mit Mandelentzündung, Schwellung kann so groß sein, dass sie lebensbedrohliche Atembeschwerden verursacht

Urogenitaltrakt

- Blasenentzündung mit sehr starken Schmerzen und akutem Harnverhalten
- Eiweiss im Urin (Albuminurie)
- Diabetes mellitus
- Dysurie, Polyurie mit häufigem, schmerzhaftem Harnlassen, < nachts
- Inkontinenz beim Lachen, Husten, Niesen
- Krampfartiges Harnverhalten
- Ziehende Schmerzen in der Harnröhre, < nach Harnlassen

Männer

- Erhöhte Libido
- Genitalien berührungsempfindlich
- Hodentumor - schmerzlos
- Laszives Verhalten bis hin zu Wahn, < nach Koitus
- Prostatabeschwerden nach Masturbation

Frauen

- Bindegewebsgeschwulst (Fibrom) und Muttermundkarzinom
- Großes Schweregefühl im Becken mit Schmerzen im Uterus und Brennen im Unterleib und in den Hüften
- Heftiger Juckreiz an Genitalien (Pruritus vulvae), < nach Menses
- Krämpfe nach Abort
- Juckreiz (Pruritus), Gefühl, als ob Insekten herumkrabbeln würden
- Menses - frühzeitig, reichlich, gefolgt von starkem Pruritus vulvae
- Menses mit unerträglicher Trockenheit von Nase, Hals, Zunge und Mund
- Nymphomanie, < nach Koitus

Motorik

- Chorea, < oder > bei Musik, Chorea nur in Gesellschaft
- Gähnen mit unruhigen Beine, die sich ständig bewegen müssen
- Groteske Bewegungen Arm- und Rumpfbewegungen
- Hände und Beine bewegen sich ständig

- Kann besser laufen als gehen
- Schwäche in den Beinen, als ob sie tot wären
- Steifheit und Muskelkrämpfe mit extremer Schwäche und Lähmungserscheinungen, wahrscheinlich aufgrund von Beteiligung der Wirbelsäule Taubheitsgefühl
- Unruhige Glieder, < abends, vor dem Zubett gehen Untertemperatur
- Zucken, Zittern, Rucken
- Zupft an seinen Fingern herum

Haut

- Ausschlag - Purpura, Bläschen oder hirsekorngroße Exzeme
- Extremer Juckreiz, Ameisenlaufen, Brennen, Taubheitsgefühl,
- Extreme Berührungsempfindlichkeit, besonders an den Fingerspitzen
- Kalte Stellen oder Gefühl, als ob etwas Kaltes auf seinen Körper fallen würde
- Karbunkel, tiefe Abszesse das Mittel unterstützt die Ausleitung von Eiter
- Trockene Ekzeme mit Juckreiz, als ob Insekten herumkrabbeln würden

Schlaf

- Schlaflos durch Erregung vor Mitternacht
- Träume - traurig, mit Weinen

Modalitäten

< beim Gehen; kann nicht ruhig sein
< Geräusche
< Grelles Licht
< Hände in Wasser tauchen
< in Ruhe
< kaltes, feuchtes Wetter
< Kopf waschen
< leichte Berührung
< nachts, nach Koitus
< oder > bei Musik
< starke Gefühle (Trauer, Erregung)
> frische Luft (obwohl sich der Schwindel im Freien verschlechtert)
> nach Nasenbluten
> starker Druck, starkes Reiben (DD: Canth.)

> Tanzen
> trockene, sonnige Tage, in der Sonne
> warme Räume

IM VERGLEICH MIT ANDEREN MITTELN

Antidot
zu Lachesis, (Hering)
Teilweise Antidot
zu Bov., Carb-veg., Chel., Cupr., Gels., Mag-carb., Mosch., Puls.

Berührungsangst, Kontaktangst
Acon., Ant-c., Arn., Bell., Cham., Cina, Cinch., Colch., Hep-s., Kali-c., Lach., Nux-v., Plb., Spig.

Bohrt seinen Kopf ins Kopfkissen
Bell., Hell., Chorea, Mygal., Cimic., Agar., Stram.

Drohen Agar., Hep., Stram., Tub., Valer.

Eile Lit.-t., Med., Merc., Nat-m., Sulph., Sul-ac.

Eile beim Gehen
Arg.-n., Sul-ac.

Eilige Bewegungen
Stram., Sul-ac.

Eile - jeder muss sich beeilen
Arg.-n., Cann.-i., Lach., Nat-p., Nux-v.

Fleissig
Aur., Tub.

Gewalttätig, unmenschlich
Anac., Croc., Nit-ac., Nux-v., Pall., Stram., Verat.

Hysterie

Ambr., Asaf., Aur., Caust., Cimic., Cocc., Croc., Gels., Ign., Kali-p., Lach., Mag-m., Mosch., Nat-m., Nit-ac., Nux-m., Nux-v., Phos., Plat., Puls., Sep., Sil., Samb., Ther., Valer., Zinc-val.

Hysterie, Stimmungswechsel, Gefühl von etwas Lebendigem, Nasenbluten

Croc.

Lacht unpassend über Kleinigkeiten

Anac., Cann-i., Croc., Hyos., Mosch., Plat., Stram.

Musik bessert

Aur.

Musik verschlechtert

Acon., Ambr., Graph., Nat-c., Nux-v., Sab., Sep., Thuj.

Nymphomanie

Cann-i., Canth., Hyos., Murx., Orig., Phos., Verat.

Periodizität der Symptome

Aran., Ars., Cact., Cinch., Eup.-per., Ign., Nat.-m. Tela.

Periodizität - alljährlich

Ars., Carb.-v., Crot-hor., Lach., Sulph., Thuj.

Redseligkeit

Agar., Cimic., Hyos., Lach., Stram.

Reiben bessert

Canth., Magn-p., Phos., Podo.

Schlechter durch Ruhe

Arn., Ars., Cycl., Ferr-m., Merc., Puls., Rhod., Thus-t., Samb., Sep.

Sehr geräuschempfindlich, erwacht durch das geringste Geräusch

Asar., Calad., Nux-v.

Singt Agar., Croc., Hyos., Stram.

Stur

Alum., Anac., Arg-n., Bell., Calc., Cham., Nux-v., Tub.

Tanzen

Acon., Agar., Apis., Bell., Cann-i., Carc., Cic., Cocc., Con., Croc., Crot-h., Grat.,Hyos., Ign., Merc., Nat-m., Phos-ac., Pip-m., Plat., Rob., Santin., Sep., Sil., Stict., Stram., Tab.

Unerfüllte Liebe

Phos-ac.

Überempfindlichkeit der Nerven, Kratzen auf Leinen oder Seide sowie Rascheln von Papier ist unerträglich

Asar., Ferr-m., Nit-ac., Nux-v., Ther., Kali-br.

Ungehorsam

Acon., Agn., Am-c., Am.-m., Arn., Calc., Canth., Caps., Caust., Chin., Dig., Elae., Guaj., Lyc., Merc., Nit-ac., Nux-v., Petr., Phos., Spig., Staph., Sulph., Viol-o., Viol-t.

Unruhe

Acon., Anac., Arg-n., Ars., Ars-i., Bapt., Bell., Calc., Calc-phos., Camph., Cimic., Cit-v., Coloc., Cup., Cupr-ar., Ferr., Ferr-ar., Hyos., Lyc., Merc., Plb., Puls., Pyrog., Rhus-t., Sec., Sep., Sil., Staph., Star., Sulph., Zinc.

Unruhig, ängstlich

Ars., Kali-ar., Kali-c., Nat-a., Nat-c.

Unruhige Füße

Caust., Zinc.

Unruhig - ist gezwungen, schnell zu Gehen

Ars.

Verlangen, Dummheiten zu machen

Bell., Cic., Hyos., Stram.

Verlangen, herumzuspringen
Asar., Agar., Cic., Croc., Hyos., Nat-m., Stict., Stram.

Vorgeben, krank zu sein
Arg-n., Bell., Ign., Plb., Sabad., Sil., Verat.

Wahn mit Verlangen, Dinge zu zerschneiden und zu zerreissen, besonders Kleidung
Verat.

Wälzt sich im Bett herum
Ars., Cupr., Ferr., Ip., Rhus-t.

Widerspruch
Alum., Anac., Arg-n., Lach., Merc.

Zerreisst Dinge
Bell., Cimx., Stram., Verat.

Zerstört Kleidung
Bell., Camph., Hyos., Ign., Nux-v., Plb., Stram., Sulph., Verat.

Ziellos beschäftigt
Arg.-n., Lit-t.

Zorn mit Gewalt
Acon., Anac., Aur., Cham., Hep., Nit-ac., Nux-v., Staph.

Zorn bei Berührung
Ant-c., Iod.

Wahn
Ars., Bell., Hyos., Lyc., Merc., Nux-v., Stram., Verat.

Zucken und Aufschrecken während des Schlafes
Acon., Aeth., Agar., Apis, Bell., Cina, Hyos., Ign., Lyc., Stam., Sulph., Zinc-m.

EIGENE BEOBACHTUNGEN

Ich habe dieses Mittel bei folgenden Krankheitsfällen verordnet:

- Bettnässen
- Epilepsie
- Schwere Obstipation
- Verhaltensstörungen

Bei der Mittelfinung habe ich mich an folgende Symptome gehalten:

- Eifersüchtig
- Gewalttätigkeit
- Hitze
- Liebt es, zu tanzen
- > Musik
- Stur, wenn ihm etwas verweigert wird, wirft er sich auf den Boden und hämmert mit seinen Kopf gegen einen Widerstand
- Verlangen nach rohen Speisen
- Unruhe
- Zu Streichen aufgelegt

Mir fiel auch auf, daß bei der Behandlung von Kindern Tarentula genauso oft verschrieben wird wie Stramonium und Tuberkulinum.

Fallbeispiel

Eine Dame kam um 4 Uhr morgens zu mir und bat mich um Hilfe für ihren Schwiegervater, der seit zwei Tagen keinen Stuhlgang hatte. Drei Einläufe waren erfolglos verlaufen.
Als ich in ihr Haus kam, begegnete mir ein 80 jähriger Mann in verschmutzter Kleidung. Er verkündete laut schreiend, dass er bald sterben müsse.
Sein Sohn erzählte mir seine Krankheitsgeschichte, worauf der alte Mann ihn beleidigte und meinte, er (sein Sohn) sei der Kranke. Er selbst wollte über seine Symptome berichten.
Er berichtete von einem Gefühl, als ob ein Maschinengewehr in seinem Rektum wäre. Er hatte das Gefühl, dass sein Inneres zusammengepresst sei.
Bei der Untersuchung fand ich zwei tiefe Fisteln, die ihn am Stuhlgang gehindert hatten.
Ich entschied mich für folgende Rubriken:

Gemüt - Angst - hypochondrisch
- Antworten - kurz und knapp
- Beleidigt

- Furcht - Krankheit
- Zorn - heftig

Rektum - Obstipation - Stuhl: bleibt lange im Rektum, ohne Stuhldrang

Eine Gabe Tarentula C 200 linderten nach zwei Stunden die Schmerzen und verhalfen ihm zu einem erfolgreichen Stuhlgang. Der Patient fühlte sich viel besser. Eine weitere Therapie wurde überflüssig.

THERIDION CURASSAVICUM

Ursprungssubstanz Orangenspinne
Man findet die Orangenspinne in den West Indies, vor allem auf der Insel Curagoa. Sie hat die Größe eines Kirschkerns und lebt auf Orangenbäumen.
In jungen Jahren ist sie samtschwarz. Ihre Vorderfühler sind mit weißen Punkten übersät. Am hinteren Ende ihres Körpers sind drei orange - rote Flecken. Auf ihrem Bauch ist ein gelbes Quadrat.
Diese Spinnenart gehört zur Familie der Trichterspinnen (Agelenidae). Sie ist äußerst giftig.

TOXISCHE WIRKUNG

Das Gift bewrikt eine hohe Nervosität mit großer Empfindsamkeit. Begleiterscheinungen sind Schwäche, Zittern, Kälte, Furcht, kalter Schweiss, und hohe Erregbarkeit.
Hiervon sind besonders die Knochenstrukturen sowie die dazugehörigen Sinnesorgane betroffen. Es kommt zu einer Überempfindlichkeit des Hörens und zu Schwindel.

Prüfung 1832 von Herring eingeführt und geprüft.

Herstellung

Lebende Tiere werden zerdrückt und mit Alkohol zu einer Tinktur aufbereitet.

Das Mittel eignet sich besonders für nervöse, hyperempfindliche Menschen, die meinen, die Zeit vergehe zu schnell.

CHARAKTERISTISCHE MERKMALE

Auffällige Überempfindlichkeit besonders Geräuschen gegenüber, die Übelkeit, Schwindel, Frösteln und allgmeine Schmerzen bei diesem Patienten hervorrufen können. Er hat das Gefühl, sie durchdringen seinen Körper. Er schrickt auf.
Mangel an Selbstvertrauen. Die Zeit scheint zu schnell zu vergehen, obwohl der Patient wenig tut. Er ist verzweifelt und versucht ständig, sich mit irgendetwas zu beschäftigen. Es gibt jedoch nichts, was ihm wirklich Freude macht.

Redseligkeit nach ein paar Gläsern Alkohol

Allgemeines

In der Hauptsache ist Theridion ein Frauenmittel. Bei der Trias Schwindel, Schlaflosigkeit und extreme Überempfindsamkeit gegenüber Geräuschen, ist meist Theridion das Mittel der Wahl.

- Affinität zu tuberkuliner Diathese
- Allgemeine Knochenschmerzen, Knochen scheinen gebrochen (Rachitis, Karies, Knochennekrose)
- Die meisten Symptome sind von Schwindel begleitet
- Extreme Empfindsamkeit in Pubertät, Schwangerschaft und Menopause
- Extremes Frösteln
- Schlechter durch Schließen der Augen (Schwindel mit Übelkeit)
- Schwäche und Kälte im gesamten Körper
- Seekrank
- Tetanus mit Kiefernsperre (Trismus)

Kopf

- Schwindel, < Schließen der Augen,
- Schwindel mit Übelkeit (DD: Lach.)
  < Bewegung - Schwindel und Kopfschmerzen
  < im Auto - Schwindel mit Hysterie
  < Geräusche
- Gefühl, als ob ein pulsierendes Band an der Nasenwurzel wäre
- Kopfschmerzen von Stirn bis Hinterhaupt ausstrahlend, hinter Augen, besonders links
  < Geräusche
  < Geräusche - das Rattern von Autos (DD: Nit.-ac.)
  < Hinlegen - muss sitzen oder Gehen
  < Schließen der Augen
  < Sonnenwärme, Sonnenstich

Augen

- Dumpfer Druck hinter Augen, < beim Schliessen der Augen
- Leuchtenes Schimmern vor dem Auge
- Lichtempfindlich, Doppelsehen, Übelkeit, Schwindel und Erbrechen, < beim Schliessen der Augen
- Pochen über dem linken Auge

Ohren
- Sehr geräuschempfindlich, jedes schrille Geräusch durchdringt den Körper, besonders die Zähne, < Schwindel
- Rauschen und Sausen im Ohr, wie ein Wasserfall
- Hörschäden

Nase
- Dicke, gelblich - grüne Absonderungen, übelriechend
- Druck an Nasenwurzel mit Schweregefühl
- Niessen am Abend, mit Erkältung
- Stinknase (Ozaena)

Gesicht
- Blass
- Bewegung des Kiefers beim Erwachen und manchmal auch während des Tages ist unmöglich, dann wieder öffnet er sich unwillkürlich

Zähne
- Beisst sich während des Schlafes auf die Zunge
- Jedes schrille Geräusch durchdringt die Zähne

Magen
- Abneigung gegen Fleisch
- Brennen im Bereich der Leber
- Durst auf Wein und Brandy
- Starkes Verlangen nach Orangen und Bananen
- Stechende Schmerzen links über der Vorderseite der Milz
- Übelkeit nach kalten Getränken
- Übelkeit, Erbrechen, < Schließen der Augen, Seekrankheit, Bewegung
- Verlangen nach trockenem Reis

Rektum
- Spastische Krämpfe in Rektum und Anus
- Stuhl - klebrig, spärlich, Stuhldrang
- Stuhlgang am Ende erschwert, obwohl Stuhl nicht hart ist

Atemtrakt
- Kneifen im M. pectoralis, linke Seite
- Schmerzen im oberen Bereich der linken Brust, ausstrahlend in Rippen
- Starker Husten mit spasmischen Bewegungen: Kopf wird nach vorn geworfen, Knie in die Höhe

Herz
- Herzschmerzen mit Angst, ausstrahlend in linke Schulter und Arm
- Langsamer Puls mit Schwindel

Rücken
- Empfindlichkeit zwischen den Wirbeln mit stechenden Schmerzen
- Sitzt seitlich in Sessel, um Druck gegen die Wirbelsäule zu vermeiden
- Skoliose bei heranwachsenden Mädchen

Haut
- Harter Pickel neben Daumenballen mit Juckreiz und Stechen

Schlaf
- Beisst sich oft auf die Zungenspitze während des Schlafes
- Schläfrig beim Erwachen
- Tiefschlaf während der Nacht
- Träumt von Reisen in ferne Länder und vom Reiten
- Träumt, er habe sich einen Zahn abgebrochen

Fieber
- Schüttelfrost mit Schaum vor dem Mund, Kopfschmerzen und Erbrechen
- Schweiss, eiskalt, über den ganzen Körper, begleitet von Schwäche, Schwindel und Erbrechen in der Nacht

Modalitäten
- Beschwerden durch Schiffsreisen < Berührung, Druck, Geräusche, Koitus
- Linksseitige Beschwerden

KLINISCHES BILD
- Bei Schorf, wenn andere Mittel versagen
- M. Menière
- Rachitis, Karies, Nekrose
- Skoliose der Wirbelsäule
- Überempfindlichkeit der Ohren

IM VERGLEICH MIT ANDEREN MITTELN

Antidot

Acon.:	Geräuschempfindlichkeit
Mosch.:	Übelkeit
Graph.:	chronische Beschwerden

Mittel, die vorher gut laufen

Sulph., Calc-c., Lyc.

Beschwerden durch Wäschewaschen

Phos.

Beisst sich im Schlaf auf die Zunge

Phos-ac. (Seiten), Ther. (Zungenspitze)

Erkältung mit dicken, gelblich - grünen Absonderungen, übelriechend

Puls., Thuj.

Erträgt das Geräusch von Kratzen auf Leinen und Seide nicht, kein Papierrascheln

Asar., Ferr-m., Tarax.

Halbseitiger Kopfschmerz, (Hemikranie), Migräne, < Schließen der Augen, < Geräusche

Sep.

Kopfschmerzen, < Hinlegen

Lach.

Schwindel mit Schwäche, < Schließen der Augen

Lach., Thuj.

Zeit vergeht zu langsam

Arg-n., Cann-i., Nux-m., Glon.

Zeit vergeht zu schnell

Cocc.

FALLBEISPIEL 1

Eine alte Dame mit Demenz nach mehrmaligem Infarkt kam mit Schwindel und Schlaflosigkeit zu mir. Der Schwindel war begleitet von Übelkeit und verschlechterte sich beim Einschlafen. Die Patientin täuschte ihre Krankheit nur vor und zeigte hysterische Züge.
Aufgrund folgender Rubriken verordnete ich ihr mehrere Gaben Theridion C 30, die ihren Zustand besserten:

Gemüt - Hysterie
- Schwindel - Übelkeit; mit - Schließen der Augen
- Schwindel - Übelkeit mit Erbrechen
- Schwindel bei - Bewegung
- Schwindel - Einschlafen, beim
- Schwindel - Schlaf, im

Schlaf - Erwachen - Schwindel; wegen
- Schlaflosigkeit - Mitternacht - vor
- Schlaflosigkeit - Schwindel; wegen
- Übelkeit durch - Erwachen

FALLBEISPIEL 2

Eine 76 jährige Frau litt an Sinusitis, Bronchitis und Osteoarthritis. Ihre Beschwerden hatten sich bereits durch die Gabe von Phosphor erheblich gebessert, mit Ausnahme des Schwindels.
Nachdem ich die vollständige Anamnese aufgenommen und mir vergangene Follow-ups angeschaut hatte, sammelte ich die Symptome, die sie mir im Zusammenhang mit ihrem Schwindel gegeben hatte:

Gemüt - Ruhelosigkeit - Bett - herumwerfen
Kopf - Schweregefühl - Stirn - links
Schwindel
- Bewegung - Kopfes,des
- Schwindel, < nachts (22 - 6 Uhr)
- Schwindel, immer begleitet von Schlaflosigkeit

Schlaf - Erwachen - Schwindel; wegen

Anfangs bekam sie zweimal täglich Theridion C 30. Ihr Zustand besserte sich etwas, aber dann ging es nicht weiter. Eine Erhöhung der Gabe auf C200 zeigt eine 80% Besserung. Diese Potenz erhält die Patientin weiterhin.

TRÄUME

Gemeinsamkeiten der Spinnenmittel

Wie bereits in meinem Kapitel über die Entwicklung des Gemüts erwähnt, deuten Spinnenträume auf eine äußere Bedrohung hin. Dieser Patient hat sich durch sein unpassendes Verhalten in inneren Stress gebracht, der sich unbewusst in seinen Träumen offenbart.

Beispiele

Träume
- von Bedrohungen
- von Stieren, die ihn verfolgen
- von Tieren
- von wilden Tieren
- von Tieren, die ihn verfolgen
- wie er beim Reiten vom Pferd stürzt
- von Zähnen, die abbrechen

Träumt ein Patient, dass er von einem Stier verfolgt wird, zeigt dies auch deutlich seine Frustration darüber, dass er seinen Grundinstinkten nicht gerecht werden kann. Beispiel: eine Frau wünscht sich Kinder, ist jedoch frustiert, weil ihr Partner in seiner Form der Sexualität nicht auf dieses Grundbedürfnis eingeht.

Ein Sturz vom Pferd symbolisiert lustvolle Energie und dynamischen Sexualtrieb.

Der Verlust von Zähnen verdeutlicht den Alterungsprozess und die damit verbundene Reife. Wenn wir die Kindheit verlassen, verlieren wir unserer Milchzähne. Wenn wir Senioren werden, verlieren wir wieder unsere Zähne.

Beim Studium von Theridion, bekommt man den Eindruck, dieses Mittel eigne sich vor allem für ältere Menschen. So wird es z.B. bei Knochentuberkulose eingesetzt mit Symptomen wie Karies, Nekrose, Lungenschwäche (Phtisis), Prostatavergrößerung (Hypertrophie), Gonorrhoe, Leberabszess, etc.

Alle genannten Erkrankungen weisen auf einen fortgeschrittenen chronischen Zustand bei älteren Menschen hin, daher der Traum mit den Zähnen, die abbrechen.

RUBRIKEN

Aranea Diadema
- Schrecklich

Mygale Lasiodora Cubano
- Absurd (merkwürdig)
- Lächerlich

Tarentula hispanica
- Träume - Angenehm - nach Mitternacht
- Beleidigungen
- Ekelhaft, unangenehm
- Gedächtnis - schlecht
- Gefahr
- Geschäft
- Leichen
- Lustig, ruhig, wundervoll
- Pferde - fallen; vom Pferd zu
- Stiere - verfolgen ihn
- Streitigkeiten (Beleidigungen, Kämpfe, Zorn)
- Tiere
- Tiere - wilde
- Tiere - verfolgt zu werden - Tieren, von
- Tod
- Traurig (sorgen, weinen)
- Unglück, Ereignisse - unheilvolle -> siehe auch Unfälle, Unheil, Verlust
- Verachtung
- Wasser, Baden, Fallen, Fische, Flut, Gefahr, zu ertrinken, Gehen, Meer, Reise, Rudern, Segeln, Springen, Strom, Waten

Theridion

- Körperteile - Zähne - fallen aus
- Krankheit - Zähne - abbrechen
- Pferde
- Pferde - Reiten
- Reisen (Schwierigkeiten, Ausland)
- Reisen - Pferd zu

GIFTIGE PILZE UND PILZGIFTE (MYKOTOXINE)

Die giftige Natur von Pilzen war den Menschen seit je her bekannt. Schon immer suchte man nach Bestimmungsmethoden, um einer Vergiftungsgefahr zu entgehen . Der Grund für ihre Toxität liegt darin, dass Pilze – im Gegensatz zu allen anderen Lebewesen – fähig sind, extrem komplexe organische Verbindungen zu assimilieren. So kann z.B, eine bestimmte Pilzgattung Toxine assimilieren, die unsere Leber, Nieren und unseren Blutkreislauf angreifen und das mit potentiellen tödlichen Konsequenzen. Zu den gefährlichsten Mykotoxinen gehören:

Amanitin
Das Gift der Knollenblätterpilze. Bereits eine geringe Dosis kann unsere Leber zerstören, was bei Pilzvergiftungen am häufigsten der Fall ist.

Orellanin:
führt zu verzögerter Vergiftung, häufig mit chronischer Nierenschädigung.

Gyromitrin:
das Gift der Frühjahrslorchel (Gyromitra esculenta). Es wirkt wie Amanitin.

Muscarin:
dieses Toxin findet sich in vielen Pilzgattungen. Es ist ein Nervengift, das Herz und Kreislauf schädigt. Durch das Atropin aus der Tollkirsche (Atropa Belladonna) kann es neutralisiert werden. Es ist zwar in geringen Mengen im Fliegenpilz (Amanita muscaria) und im Pantherpilz (Amaninta pantherina) zu finden. Die wirkliche Vergiftungsquelle dieser beiden Pilze ist jedoch das Amanitin. Es gibt auch viele Pilze, die keine Toxine enthalten und dennoch tagelang Verdauungsprobleme bereiten.

Schwermetall
Erst vor kurzem wurden erhebliche Mengen an giftigen Metallen wie Blei, Quecksilber und vor allem Kadmium in einigen natürlich vorkommenden Pilzen entdeckt. Es ist jedoch nicht nötig, metallbelastete Pilzsorten gänzlich von der Speisekarte zu streichen. Andere Nahrungsmittel, besonders Innereien wie Leber und Nieren, zeigen weitaus höhere Belastungen auf. Ein kontinuierlicher Genuss von Pilzen sollte jedoch vermieden werden.

WAS IST EIN PILZ ?

Pilze wurden als „verdampfte" feuchte Erde betrachet: sie schiessen plötzlich aus dem Boden hervor, ohne dass der Betrachter weiss woher; sie produzieren keine Samen oder Früchte und passen daher nicht in das Raster, in das die frühen Wissenschaftler die Pflanzenwelt gegliedert hatten. Daher nimmt es nicht Wunder, dass Pilze früher verteufelt und als Werk dunkler Mächte betrachtet wurden.

Heute wissen wir, dass eine genaue Pilzbestimmung nur unter dem Mikroskop gewährleistet ist. Bei manchen komplexen Gattungen kann diese Bestimmung nur durch chemische Reaktionstests bestätigt werden, und manchmal bedarf es sogar noch einer Pigmentuntersuchung.

Im Gegensatz zu höher entwickelten Pflanzen, besitzen Pilze kein Chlorophyll und können daher keine organischen Verbindungen assimilieren. Sie zerlegen Reste von totem Pflanzenmaterial und bilden aus ihnen neue organische Substanzen, die wiederum als Nahrung für andere Organismen dienen. So gesehen erfüllen Pilze die Rolle eines „Mülleimers" der Natur. Ihre Arbeit ist nicht nur umweltfreundlich und sauber (sie hinterlassen keine Überreste), als natürlicher Recycling Agent sorgen sie dafür, dass alles, was seinen natürlichen Lauf genommen hat, noch einmal benutzt werden kann. Die Funktion der Pilze beschränkt sich jedoch nicht nur auf diesen genialen Resteverbrauch; viele Pilze verbinden sich mit den Wurzeln lebender Pflanzen zu einer Symbiose, durch die sie Nahrung aus den Baumwurzeln erhalten, die sie ihrerseits wiederum mit Wasser und Salz versorgen.

WO UND WANN WACHSEN PILZE ?

Pilze wachsen hauptsächlich im Spätsommer und Herbst. Sie brauchen viel Feuchtigkeit für ihr Wachstum. Die einzelnen Arten haben unterschiedliche Bedürfnisse. Allen gemeinsam ist eine Vorbereitungszeit von 2 – 10 Tagen für die Bildung des Fruchtkörpers. Sobald der erste Fruchtkörper erscheint, entwickelt sich der Rest innerhalb von wenigen Stunden, besonders bei den kleineren Arten. Eine Ausnahme machen die Knollenblätterpilze: nach der Teilung bzw. dem Zerreissen der Volva verlängern sie nur noch ihre Stämme und dehnen ihre Kappen aus.

Wenn Sie einmal beobachtet haben, wie viele Pilzarten ein kleines Areal innerhalb weniger Jahre besiedeln können, haben Sie sicherlich auch bemerkt, dass einige dieser Pilze periodisch wieder erscheinen; andere wiederum jahrelang verschwunden sind um dann plötzlich wieder hervorzuschiessen. Hier ist nicht nur das Vorhandensein bestimmter Baumarten ausschlaggebend, sondern auch die Bodenbeschaffenheit. Manche Pilzgattungen wachsen hauptsächlich in alten Wäldern, andere in Aufforstungen.

WIE VERMEHREN SICH PILZE?

Die Sporen der Pilze werden vom Wind durch die Luft getragen, oft über lange Strecken. Auf für sie geeignetem Boden bilden sie weisse Fadengeflechte, sogenannte Uni - nucleat - Mycelien (einkernige Mycelien). Voraussetzung für die Ausbildung neuer Fruchtkörper ist die Zusammenkunft von Mycelien aus zwei verschiedenen Fadengeflechten. Bei diesem Prozess vereinen sich die Zellen, die Zellkerne bleiben jedoch einzeln. Dementsprechend besitzt dann jede fruchtfähige Fadenzelle und jede Fruchtkörperzelle zwei Zellkerne und bildet ein Mycel aus mehreren Vegetationskörpern (Thalli).

Die Sporenproduktion bei Pilzen erreicht unermessliche Ausmasse:
z.B. Gill Pilze entsenden zwischen 25 - 40 Millionen Sporen. Ein ausgewachsener Pennybun produziert mehr als 10 Millionen Sporen in 14 Tagen.

Es scheint mir hier erwähnenswert, dass ein Mycelium im Boden überleben und jahrhundertelang Fruchtkörper bilden kann.

GRUPPENSYMPTOMATIK VON PILZEN UND MIASMATISCHE BEZÜGE

- Agaricus Campestris
- Agaricus Citrinus
- Agaricus Emeticus
- Agaricus Muscaricus
- Agaricus Pantherinus
- Agaricus Phalloides
- Agaricus Procerus
- Agaricus Semiglobatus
- Agaricus Strecoranius
- Boletus Laricis
- Boletus Luridus

- Boletus Satanas
- Bovista Nigrescens
- Phallus Impudicus
- Polyporus Pinicola
- Psilocybe Caerulescens
- Russula Foetens
- Secale Cornutum
- Solanum Tuberosum Aegrotans
- Torula Cerevisiae
- Ustilago Maydis

Des weiteren gehören dazu:
Thalaspi bursa - Pastoris (der Beutel des Schäfers) aus der Familie der Cruciferae. Thalaspi ist immer von einem Pilz besetzt. Das Mittelbild bezieht sich auf den Pilzparasiten, nicht die Wirtspflanze. Die Lichen, eine Symbiose aus Alge und Pilz.

In der Materia Medica finden sich dazu:
1. Cetraria Islandica (Island Moos)
2. Chladonia Rangferina (Rentier Moos)
3. Sticta Pulmonaria
4. Usnea Barbata

LEBENSBEREICH DER PILZE

Der Rang der Pilze im Pflanzenreich ist merkwürdig und paradox. Im Gegensatz zu Pflanzen können Pilze nicht die Lichtenergie nutzen. Daher leben sie als Saprophyten oder Parasiten.
Sie besitzen keine Blätter - daher ist ihr Stoffwechsel katabolisch. Sie bilden ein Netz aus Mycelien (Vegetationskörpern), das wiederum aus feinen Hyphen (fadenartigen Einzellern) gewebt ist.
Aus diesem Myceliennetz entstehen die Fruchtkörper der essbaren und nicht essbaren Pilzarten.
Pilze spielen eine wichtige Rolle bei der Aufspaltung von organischer Substanz in anorganische. Sie können auch Krankheiten bei Pflanzen, Tieren und Menschen hervorrufen.

WIRKUNGSBEREICH UND PATHOGENESE

ZNS (Zentrales Nervensystem)

- Befall des gesamten ZNS
- Irritation, Entzündung und Degeneration.

Peripheres Nervensystem

- Schwere Polyneuritis

Blutgefässe – Kreislauf

- Krämpfe, Ischämie, Gangrän
- Dilation, Erschlaffung, Blutungen (Hämorrhagien)

Weibliche Sexualorgane – Uterus

Bindegewebe

- Hypertrophie, Fibrome, Tumoren, Atrophie

Haut - Entzündung, Ausschwitzung (Exsudation), Ekzem

MIASMATISCHE BEZÜGE

PSORA
Agaricus

- Angst vor Krebsleiden
- Zittern nach Angst
- Epilepsie nach Angst
- Heuschnupfen
- Idiopathische Epilepsie
- Idiopathisches Zittern
- Juckreiz im nasopharygialen Bereich und an den Ohren
- Schwäche nach Koitus

SYKOSE
Agaricus

- Faulheit
- Spätes Laufen und Sprechen
- Fibrom (Tumor)

- Ischias: < sitzen
  > liegen
- Lymphatischer Tumor

Bovista

- Generalisierte Schwellungen
- Pitting Ödem

Secale Cor

- Prostatahypertrophie (Adenom)

Ustilago

- Fibrom (Tumor)

TUBERKULINISCH

Agaricus

- Erhöhte sexuelle Lust
- Wacher Geist
- Wirft mit Dingen auf Menschen
- Zu Streichen aufgelegt
- Nasenbluten
- Schwindsucht (Phtisis)
- Wachstumsschmerzen bei Kindern

Bovista

- Streitsucht
- Bluten beim Gaumenlutschen
- Diabetes mellitus
- Krampfadern, kleinflächige Hautblutung (Petechien), Niesen bei Nasenbluten

Secale Cor

- Myelitis Neigung zu Eiterbeulen und Furunkeln
- Netzhautentzündung aufgrund von Diabetes

Ustilago

- Erhöhte sexuelle Lust
- Passive Blutungen mit dunklem, nicht gerinnungsfähigem Blut

SYPHILITISCH

Bovista

- Lähmung des Augennervs (N. opticus)
- Darmgeschwüre

Secale Cor

- Altersbedingte Gangrän
- Altersstar (Cataracta senilis)
- Angina Pectoris
- Arterielle Gefässkrämpfe in den Fingern (M. Raynaud)
- Arteriosklerose
- Darmlähmung (Ileus)
- Gangrän an Füssen und Zehen
- Gangrän der weiblichen Sexualorganen
- Lähmung nach Diphterie
- Weicher und harter Katarakt

DIE AGARICUSFAMILIE

Der Fliegenpilz ist ein bekannter Giftpilz, der seit vielen hundert Jahren in Europa als Fliegengift eingesetzt wurde. Rinder und Menschen sterben, wenn sie ihn verzehren und man nimmt an, dass auch das Tierfleisch dadurch ungeniessbar wird. Dieser Pilz ist vor allem wegen seiner narkotisierenden Eigenschaft bekannt. Gewöhnlich schluckt man ihn in einem Stück hinunter, ohne zu kauen.
Häufig benutzte man ihn auch als Narkotikum, um jemanden für eine Tat vorzubereiten, die er im Besitz seiner geistigen Kräfte verweigern würde. So haben ihn die Russen z. B. für vorsätzliche Ermordungen eingesetzt.

AGARICUS PHALLOIDES - AMINATA PHALLOIDES - TODESKELCH

Wirkungsfeld

Sein Gift, ein Toxalbumin, ähnelt dem der Klapperschlange. Es zerstört die roten Blutkörperchen und entzieht dadurch dem gesamten System Flüssigkeit. Das Gift wirkt langsam - Vergiftungszeichen zeigen sich erst nach 12 - 20 Stunden.

CHARAKTERISTISCHE SYMPTOMATIK

Die Symptome dieser Vergiftung zeigen das klinische Bild der asiatischen Cholera:

- Heftige Schmerzen im Epigastrium, < Druck
- Keine kalten Extremitäten oder Krämpfe
- Ständiger Stuhldrang ohne Magen-, Darm- oder Rektumschmerzen
- Starker Durst auf kaltes Wasser
- Starker Wechsel von schnellem zu langsamen Atmen und umgekehrt, bis hin zum Kollaps
- Trockenheit der Haut
- Unterdrückung von Urin
- Würgen und Erbrechen

AGARICUS EMETICUS

CHARAKTERISTISCHE SYMPTOMATIK

- Alle Symptome > kaltes Wasser
- Gefühl, als ob der Magen an Fäden hinge, die entzwei gerissen würden
- eiskalter Gesichtsschweiss
- **Heftiges Erbrechen**
- Schwäche < Kopfbewegung
  < Geruch von Essig
- Starker Schwindel, unfähig, zu sitzen oder zu stehen
- Verlangen nach Eiswasser

DIFFERENTIALDIAGNOSE

Aconit, Sulphur - > Ängstlichkeit > kalte Getränke
Antimonium crudum, Arsenicum album, Belladonna, Bromium, Ferrum, Sepia, Sulphur < Essig
Agaricum (verwandt mit Polyporus off.)

CHARAKTERISTISCHE SYMPTOMATIK

Sehr gute Wirkung nach allgemeiner Auszehrung (Phtisis) oder nervösem Nachtschweiss oder reichlichen Schweissen bei:

- Chorea
- Erythem
- Herzdilatation
- Lungenemphysem

AGARICUS MUSCARIUS

Der Name Agaricus umfasst eine grosse Pilzfamilie mit über 1000 Einzelarten. Hering empfand die Bezeichnung Agaricus als sehr ungenau und hat diesem Mittel daher den Namen Amanita muscarius gegeben.
(Musca = lat.: Fliege).

Dieser Pilz wird auch Fliegen Agaricum genannt, da er, in Milch getaucht, Fliegen töten kann. Wegen seiner rot - orangen Kappe wird er auch Rotkappe genannt.
Weitere Synomyme sind Agaricus imperialis, Amanita citrinus, Agaricus puella, Agaricus plumboeus, Agaricus maculatus pustulatus, Agaricus verrucosus, Agaricus fulsus. Die jeweilige Bezeichnung hängt von seinem Farbton ab, und diese wiederum von seinem Fundort. Da ihn Kröten und Frösche als Stuhl benutzen und auf ihm Platz nehmen, wird er auch als Krötenstuhl bezeichnet. In Märchen machen es sich Feen, Gnome, Wichtel und andere Fabelwesen auf ihm bequem.

Hering führt ihn in seinen Leitsymptomen unter Amanita. In Webster's Dictionary wird Amanita als hochgiftiger Pilz gelistet und ist ist von dem griechischen Wort für Pilz, „Amanitai", abgeleitet.

Geographische Verbreitung
Man findet diesen Pilz in trockenen Gebieten, z. B. in den trockenen Tannenwäldern Schottlands und anderen Teilen Nordeuropas sowie in der asiatischen Sandwüste. Besonders häufig ist er in Norwegen, Schweden, Russland und Lappland verbreitet.

Prüfung
Dieses Mittel wurde zuerst von Schreter & E. Staph geprüft und 1828 dokumentiert. Später dann von Hahnemann und seinen Schülern und 1830 in den „Archiven" veröffentlicht. Die beste Prüfung wurde 1831 von Apelt durchgeführt.

Arzneimittelherstellung
Verwendung findet der frische oder getrocknete Pilzhut (pileus) oder der Stamm. Im frischen Zustand werden sie gewaschen, die äusseren Teile zerstampft und mit der gleichen Menge Weingeist vermischt. Die Mischung wird

drei Tage lang stehengelassen, die aufliegende Flüssigkeit dann entnommen und bis zur 30. Verdünnung verarbeitet.
Im getrockneten Zustand werden 1 Gran der Substanz mit 100 Gran Milchzucker verrieben.

GEMÜTSENTWICKLUNG BEI AGARICUS

Leitsymptom Alkoholismus - akut und chronisch

Äthiologie
Dieses Mittel ist besonders für Menschen geeignet, deren Arbeit eine kontinuierliche hohe geistige Konzentration verlangt ohne die Möglichkeit der Entspannung. Hier sind vor allem Wissenschaftler, Ingenieure, Kapitäne, Piloten zu nennen. Aber auch für Studenten, die sich auf ihre Prüfung vorbereiten. Desgleichen für Menschen, die ausgiebig ihren starken sexuellen Leidenschaften gefrönt haben.

Eine weitere Gruppe, denen dieses Mittel Linderung verschafft, ist die der manisch - depressiven Psychotiker mit Alkoholproblemen und daraus resultierender geistigen Erschöpfung oder emotionalen Erregung.

Psychoanalyse der Gemütssymptome
Ein häufig benutzter psychoanalytischer Aphorismus lautet: „ Das Über - ich ist in Alkohol löslich".
Alkohol ist ein starkes Beruhigungsmittel bei Ängstlichkeit und daher auch das Mittel der Wahl für den obengenannten Personenkreis, der sich ihm zuwendet, um unbewusste Spannungen zu mindern. Hinzu kommt das starkes Bedürfnis nach „Macht", das sie jedoch nicht befriedigen können, weil sie sich unfähig fühlen, ihre Ziele zu erreichen. Alkohol mag sie etwas „entspannen" und schenkt ihnen vielleicht auch ein Gefühl, etwas geleistet zu haben.

Rubriken, die diesen Zustand beschreiben:
- Delirium - Steigerung der Kräfte, mit
- Erregung - abends - Bett, im
- Erregung - nachts
- Exzentrizität - Phantasien, in
- Mutig
- Pläne - kühne Pläne
- Verwirrung, geistige - berauscht - Rausch; wie nach einem

- Wahnideen - hochgestellte Persönlichkeit; er sei eine
- Wahnideen - Offizier; er sei ein
- Wahnideen - klein - Dinge - werden kleiner,

Alkohol wird meist in den Abendstunden getrunken. Daher zeigen sich Symptome, die ein „Stimmungshoch" beschreiben, meist abends oder nachts.

Rubriken hierzu

- Erregung - abends
- Froh - nachts
- Gedächtnis - gut - abends
- Gedankenandrang, Gedankenfluss - Bett, im
- Ideen, Einfälle - Reichtum an - abends - Bett, im
- Phantasien - übertrieben, hochfliegend - nachts
- Stumpfheit (= Trägheit, schwieriges Denken und Verstehen) - abends - amel.
- Stumpfheit - nachts - amel.

Wenn ein solcher Mensch dann später wieder nüchtern ist, fällt er in genau den entgegengesetzten Zustand. Die Symptome entstehen aufgrund der Ernüchterung und stellen sich meist am Morgen nach dem Alkoholkonsum ein:

Rubriken hierzu

- Chaotisch
- Faulheit
- Fehler - Sprechen, beim
- Gedächtnisschwäche
- Geistesabwesend - morgens
- Geistige Anstrengung - agg. - unmöglich
- Abneigung, gegen
- Geistige Verwirrung beim Lesen
- Gleichgültigkeit - Arbeit; mit Abneigung, gegen
- Gleichgültigkeit - allem; gegenüber
- Konzentration - schwierig - Studieren (= Lernen, Lesen etc.)
- Reizbarkeit - morgens; Erwachen, beim
- Sinne - abgestumpft
- Stimmung - wechselhaft - Erwachen, beim
- Stumpfheit - geistige Anstrengung, durch

- Vergesslich - Worte beim Sprechen; vergisst (= sucht nach Worten)
- Verwirrung, geistige –morgens; Aufwachen, beim

Bei genauem Studium der Prüfungsberichte zeigt sich eine weitere Symptomatik: Alkoholismus, gekennzeichnet durch unpassendes Benehmen, wie z.B., Redseligkeit, lärmendes und streitsüchtiges Verhalten etc..

Rubriken hierzu:

- Lachen - unwillkürlich
- Lachen - laut
- Mutig
- Redseligkeit - beantwortet keine Fragen; aber
- Redseligkeit - wechselt schnell von einem Thema zum anderen
- Sprechen - Krieg, von

In schweren Fällen von Trunkenheit wird der Patient sehr konfus und orientierungslos. Er leidet dann unter Wahnideen und visuellen Halluzinationen. Hinzu kommt eine verstärkte Psychomotorik, manchmal auch ein aggressives und impulsives Verhalten, das sogar andere gefährden kann.

Rubriken hierzu:

- Delirium - heftig
- Delirium - rasend, (= tobend)
- Destruktivität - Zerstörungswut
- Droht
- Gesten - heftig
- Heftig - Gewalttaten führt; Raserei, die zu
- Läuft umher - gefährlichsten Orten, an den
- Manie - Raserei, mit
- Pläne - rachsüchtige Pläne
- Raserei - Körperkraft erhöht
- Raserei - anhaltend abwechselnd mit religiöser Erregung
- Raserei - treibt ihn dazu, sich zu verletzen (+ Lyss.)
- Töten - Verlangen zu
- Wahnideen - rachsüchtig
- Zerreisst Dinge im allgemeinen
- Zorn (Jähzorn)

Wahnideen von Agaricus:

- Hölle - bekennen; er müsse seine Sünden an der Pforte der Hölle, die Erklärung: Der Ausdruck „Hölle" bezeichnet den Wohnort der Bösen nach ihrem Tod.

Der Patient versucht hier, seine Sünden an den Pforten der Hölle zu beichten. Es ist eine Wahnidee, weil man nicht weiss, ob er wirklich Sünden begangen hat. In einigen Fällen von Trunksucht kommt es zu einer Vorstufe von Amnesie, in der der Patient fürchtet, er habe, ohne es zu wollen, jemanden verletzt bzw. sich unpassend verhalten. Daraus entstehen unweigerlich starke SCHULDGEFÜHLE.

Rubrik hierzu:

- ihm werde befohlen, auf die Knie zu fallen und seine Sünden zu bekennen. Dabei soll er sich den Bauch mit einem Pilz aufschlitzen.

„Den Bauch aufschlitzen" bedeutet hier, seine Gefühle auszusprechen, ohne ein Blatt vor den Mund zu nehmen. Auch diese Wahnidee beruht auf Schuldgefühlen.

Rubriken hierzu:

- Loch; Abgrund - ein kleines Loch scheint wie ein schrecklicher Abgrund
- Wasser; Löffel voll Wasser scheint wie ein See

Der Agaricus Patient neigt dazu, seine Probleme zu übertreiben. Er kommt mit einer eher geringfügigen Beschwerde in die Praxis, übertreibt aber masslos bei der Beschreibung. Seine Furcht davor ist weitaus grösser als das Problem selbst.

Beispiele

Ein Patient kommt mit leichtem Husten und Schnupfen: er hat jedoch das Gefühl, er hätte Tuberkulose. Ein Patient beschreibt seine Drüsenvergrösserung als handele es sich um ein Krebsgeschehen.

Hat ein solcher Patient ein kleines Problem mit seinem Chef im Büro, macht er daraus ein Riesenproblem und befürchtet vielleicht, er würde seinen Job verlieren oder von seinem Chef zur Rede gestellt werden.

Träume von Agaricus
Es gibt drei bestimmte Themen, die immer wieder bei diesem Mittel zu finden sind:

- Patient gelingt es nicht, seinen Mund zu öffnen
- Schmerzen im Kiefergelenk

Hierzu folgende Interpretation:
Wenn man reden möchte, muss man den Mund öffnen und das Kiefergelenk bewegen. In seinem Traum hindern ihn Schmerzen daran, dies zu tun. Wahrscheinlich möchte er etwas Bestimmtes sagen, es fehlt ihm aber der Mut oder die Situation lässt es nicht zu. Daher zeigt sich sein Gefühl auf der unbewussten Ebene, d.h. im Traum.

DAS AGARICUS KIND

Das Gemüt eines Agaricus Kindes scheint sich nur langsam zu entwickeln. Es läuft, spricht und lernt mit Verzögerung und macht häufig Fehler beim Sprechen und Schreiben.
Sein Gedächtnis ist eher schlecht, seine Sprache oft unzusammenhängend und unbeholfen. Diese Kinder sind unentschieden und werden immer jemanden bitten, die Entscheidung für sie zu übernehmen. Sie können in eine starke Wut kommen, die ihre körperliche Kraft steigert und sie zu gewaltsamen Handlungen treibt.

Rubriken hierzu:

- Fehler - Sprechen; beim
- Fehler - falsche Worte; benutzt
- Fehler - Schreiben; beim
- Gedächtnisschwäche - auszudrücken sich
- Gedächtnisschwäche - getan hat; für das, was er eben
- Laufen - langsam; lernt
- Stumpfheit (= schwieriges Denken und Verstehen) Kindern; bei
- Sprache - unzusammenhängend
- Sprache - Rucke, durch
- Sprechen - langsam; lernt
- Unentschlossenheit

Das Agaricus-Kind zeigt nicht immer dieses Bild. Es kann auch sehr intelligent sein, mit wachem Geist, besonders abends. Seine grosse Neugier und sein Wissensdurst verlangen ständig nach neuen Informationen. Beim Praxisbesuch stellt es der Mutter viele Fragen. Es selbst beantwortet keine Fragen oder lehnt es ab, eine Antwort zu geben. Es kann aber auch kühn sein, manchmal sogar schamlos kühn.

Sie prahlen gerne mit Berichten über ihre besonderen Heldentaten. Sie besitzen auch eine manipulative Seite, die andere an der Nase herumführt. Manchmal lügen sie auch. Während des Sprechens schneiden sie Grimassen, besonders dann, wenn sie nicht antworten möchten.
Oft sind sie egoistisch, denken nur an sich selbst, ohne Rücksicht auf andere. Ihr Sexualtrieb kann schon in frühen Jahren sehr ausgeprägt sein.

Das Denken fällt hier aus der Norm. Ein solches Kind hält sich eigenwillig und stur nur an das, was es für richtig hält.

Körperlich zeigt ein Agaricus Kind folgende Symptomatik:

- Chorea
- Diverse Neuralgien
- Epilepsie und epileptische Krämpfe
- Epilepsie durch unterdrückte Hautausschläge
- Acne Rosacea
- Wirbelsäulenprobleme
- Zuckungen

CHARAKTERISTISCHE MERKMALE VON AGARICUS

Kopf - Kalte Stirn, obwohl bei Berührung heiss. Rechtsseitige Kopfschmerzen, wie von Nagel, < ruhiges Sitzen, > Umhergehen

Augen - Sieht Farben und Zahlen vor seinen Augen, Zuckungen, unwillkürlich, pendelnd - von einer Seite zur anderen. Zucken des Augenlids, < vor Gewitter, > während des Schlafes

Ohren - Frostbeulen. Gerötetes Knorpelgewebe. Starker, brennender Juckreiz, < während der Menses

Nase - Anhaltender Husten, der mit Niesen endet. Nasenbluten bei alten Menschen. Rote Nasenspitze. Schmerzen an der Nasenwurzel bei Kopfschmerzen

Gesicht - Rechtsseitige Trigeminusneuralgie. Ungläubiger, verwirrter Ausdruck. Unwillkürliches Grinsen. Wiederholtes Augenzucken

Mund - Übelriechender Atem wie Meerrettich. Zähne berührungsemp findlich, als seien sie lang. Zitternde Zunge, die Sprachschwierigkeiten verursacht

Magen - Abneigung: Brot, Fleisch, Wein. Aufstossen mit Geschmack von Äpfeln oder faulen Eiern. Leeres Aufstossen im Wechsel mit Schluckauf. Verlangen: Salz und salzige Nahrung < kalte Nahrung, < kalte Getränke, > Kaffee

Darm - Aufgeblähter Bauch, Flatulenzen und Gurgeln, < vor und nach dem Frühstück, Grummeln nach Stuhlgang, < Druck, Leber- und Milzbeschwerden, Organe schmerzen beim Joggen, Nabelschmerzen morgens beim Aufwachen

Rektum - Diarrhoe mit starkem Flatus, < beim Aufstehen, < nach dem Es sen, Rektum unfähig Inhalt zu entleeren, starke Tenesmen (Krämpfe) vor und nach Stuhlgang, Verstopfung - qualvolles Be mühen ohne Erfolg

Urogenital Trakt

- Erschwerte Harnentleerung (Dysurie) mit schmerzhafter Kälte und Zucken im linken Bein, Harndrang

Frauen: - lustvoller Juckreiz der Klitoris, der zu Masturbation führt Leukorrhoe, reichlich, dunkel, blutig und sauer

Männer: - kalte Genitalien, Hoden eingezogen und schmerzhaft, Milchiger Urin am Nachmittag, Urin fühlt sich beim Urinieren kalt an

Respirationstrakt

- Anfallartiger Husten, der mit Niesen endet, Krampfhusten bei Bronchitis und Pneumonie, klumpiger Auswurf

Brust - Herzklopfen, < abends und nach Stuhlgang

Rücken

- Der Rücken ist sehr empfindlich, besonders zwischen den Schulterblättern, Gefühl, als würde kaltes Wasser darüber gegossen, Lumbago, Ischialgien
    - < Bewegung
    - < beim Versuch, den Oberschenkel im Sitzen zu heben
    - < beim Aufstehen
    - < beim Hinlegen
- Spannungsgefühl im Rücken
    - < Stehen
    - < Dehnen
    - < Berührung

Extremitäten

- Kalte Stellen, z.B. Ellenbogen
- Lähmende Schwäche der unteren Glieder während der Schwangerschaft
- Schwierigkeiten bei der Bewegungskoordination
- Unbeholfen beim Greifen von Dingen
- Zuckungen im Gesäss

Haut

- Angineurotisches Ödem
- Brennen, Jucken und Röte
- Gefühl, als habe er Frostbeulen
- Kalte Stellen
- Leichte kleinflächige Hautblutung (Ekchymose)

Schlaf

- Aufschrecken beim Einschlafen
- Halbherziges, häufiges Gähnen gefolgt von nervösem Lachen

KEYNOTES VON AGARICUS

ALKOHOLISMUS

Gemüt
Geschwätzigkeit:

- Beantwortet keine Fragen, sondern wechselt schnell das Thema (oft sehr redselig aus Gewohnheit)
- Demenz
- Redseligkeit
- Singt, redet, aber lehnt es ab, Fragen zu beantworten

Aggressivität

- Heftige Gewalt
- Gewalttaten
- ausgelöst durch Raserei
- Läuft umher an den gefährlichsten Orten
- Verletzt sich selbst im Anfall
- Verlangen zu töten
- Verstümmelt seinen Körper

Übertriebene Aktivität

- Unruhe abends, Mitternachts nach 3h, innere, nachts im Traum
- Wut, Gereiztheit
- Wut im Wechsel mit religiöser Erregung andauernd, während Trunkenheit
- steigert seine Körperkräfte
- heftig

Motorik im Stehen

- Allgemeine Steife
- Stolpert über alles, was in seinem Weg liegt
- Unsicherer Gang

Sehr komplexe motorische Fähigkeiten sind nachteilig betroffen

- Lähmung der unteren Extremitäten
- Lähmung der oberen und unteren Glieder durch beginnende Rückenmarkserweichung
- Schmerzhafte Krämpfe in den Schienbeinen
- Zittern der Hände

Geistige Funktionen Gehör, Konzentration und Aufmerksamkeit

- Dumpfheit, Denk- und Verständnisschwierigkeiten
- Konzentrationsschwierigkeiten beim Lesen, Lernen, etc.
- Verzögerte geistige Entwicklung

Trunkenheit Ausbruch blinder Wut mit Angriff und Destruktivität

- Anhaltende Raserei und Gewalt während Trunkenheit
- Gewalttätig
- Raserei mit Manie
- Raserei führt dazu, Dinge zu zerstören
- Redet von Schlachten und Kriegen
- Wahnsinn steigert seine Kräfte
- Wut und Gereiztheit,
- Verlangen zu töten

Extrem asoziales Verhalten

- Boshaft
- Schamlos

Dermatologische Beschwerden

Ursache:	Alkoholismus, Trauer, Furcht, sexuelle Exzesse
Erscheinungsbild:	Betroffene Stellen sind hochrot
Symptomatik:	Starkes Brennen und Jucken, Juckreiz wechselt die Stelle beim Kratzen

Frostbeulen

Ursache:	Aufenthalt im Freien bei sehr kaltem Wetter
Erscheinungsbild:	Bläulich - rote Verfärbung
Symptomatik:	Brennen und Jucken, Gefühl, als ob ihn kalte Nadeln stechen würden leichte kleinflächige Hautblutung (Ekchymose), reichlich öliger Schweiss

Modalitäten

- Für die meisten Symptome gilt < Koitus.
- Frösteln < im Freien, bei Zugluft und Ablegen der Kleidung

AUGENBESCHWERDEN

Augenlider

- innere Augenwinkel stark gerötet
- rötliche Verfärbung der Ränder mit Brennen, Juckreiz und Verklebungen
- Verklebung in Augenwinkeln, hellgelb
- Verengung zwischen den Augenlidern
- Zucken, < vor einem Gewitter

Sicht

- Augenflattern,
- Augenflimmern beim Schreiben
- Diffuses Sehen wie durch Nebel nach langem Lesen
- Doppelsehen
- Kurzsichtigkeit
- Schwachsichtigkeit durch anhaltenden Stress
- Muskeln und Nerven, Schielen (Nystagmus)

Sexualität

- Agaricus ist schnell intensiv sexuell erregt und überaktiv, morgens ist das Verlangen besonders gross

Nach Koitus

- Brennen und Jucken der Haut
- Depressive Stimmung
- Druckspannung unter den Rippen
- Extreme Furcht und Angst bessert sich für kurze Zeit
- Grosse Erschöpfung
- Reichlich Schweiss

Samenerguss

- Ohne Träume, danach starke Erschöpfung und Trägheit, gefolgt von Schmerzen und Schwäche in den Oberschenkeln
- Ausgiebige Masturbation nach Lesen von pornographischen Zeitschriften oder Filmen
- Agaricus sucht nach schnellem Genuss ohne viel Verantwortung

ANFALLSLEIDEN

Gemüt
- Hänselt andere Familienmitglieder
- Gereizt beim Aufwachen, nach Koitus
- Misstrauisch
- Stur

Exzentrisch
- Exzentrische Vorlieben
- Groteskes Tanzen
- Merkwürdige Kopfhaltungen und Gesten
- Starke Gläubigkeit

Falsches Gefühl von Höhergestellt sein
- Egoistisch, prahlt mit seinen Heldentaten
- Wahnidee, er sei ein Offizier
- Wahnidee, er sei eine grosse Persönlichkeit
- Wahnidee, kühne Pläne

Wenig Selbstdisziplin
- Chaotisch
- Geistige Verwirrung, als ob betrunken
- während des Lesens, beim Aufwachen, beim Gehen
- Gleichgültigkeit - Abneigung gegen Arbeit
- Abneigung gegen alles
- Konzentrationsschwierigkeiten beim Lernen
- Verletzt sich selbst in Raserei
- Wahnsinn

Promiskuität
- Erotisch, lustvoll, geil

Anfälle von Niedergeschlagenheit
- Trauer, Ablehnung
- nach Koitus
- bei Kopfschmerzen
- durch Masturbation
- durch Pollution
- durch sexuelle Exzesse
- über Kleinigkeiten

Stimmungsschwankungen

- Beleidigt
- Dumpf, gereizt beim Aufwachen
- Launisch

Multiple Sklerose

Mögliche Ursachen:

- Infektion
- Trauma (Körperverletzung)
- Schwangerschaft

Klinisches Bild - Schwäche und Gefühllosigkeit

- Schwäche
- Gefühllosigkeit der betroffenen Stellen:
  Extremitäten, Arme und Hände, Hüfte und Beine
- Zittern der Hände
- Zittern der unteren Glieder

Gefühl von einem engen Band, Gefühl der Enge - Ellenbogen, Schulter um Rumpf und Extremitäten. Nachziehen bzw. Kontrollverlust über ein Bein oder beide. Stolpert beim Gehen. Unbeholfenheit der unteren Glieder. Koordinati onsstörung (Ataxie)

Augen

- Entzündung des Nervus opticus
- Gesichtsfeldausfall (Skotom) im Macula Bereich
- Halbseitenblindheit (Hemianopie)
- Hirnstamm - Doppeltsehen (Diplopie)
- Retrobulbäre optische Neuritis
- Teilweiser oder vollständiger Verlust des Sehvermögens

Blase

- Häufiger Harndrang
- Harnverhalten

Zerebrale Symptome

- Augen - Pendelbewegung
- Abgehackte Sprache
- Nystagmus
- Schwindel mit Erbrechen
- Willkürliches Zittern der oberen Glieder wegen Trunkenheit

Koordinationsschwierigkeiten
- Zittern der Hände
- Zittern der unteren Glieder

Plötzliche neurologische Ausfälle
- Anfallartige Schmerzen und Sensibiliätsstörungen
- Blitzlichter und tonische Beugung von Handgelenk und Ellenbogen
- Sprachschwierigkeiten und Sprechstörung

Ungewöhnlich starke und kurzzeitige Ermüdung
- Schwäche mit Zittern

Pathologische Euphorie
- Ekstase, Fröhlichkeit, Trauer

Fröhlichkeit bzw. Begeisterung
- Trauer - morgens
- (stupide Gleichgültigkeit) Trauer - abends

Rezidivierende Anfälle aufgrund von Läsionen in der Hirnrinde
- Krämpfe und Zuckungen

1. NEIGUNG ZU UNWILLKÜRLICHEN BEWEGUNGEN WIE ZUCKUNGEN

AGARICUS	BOVISTA	SECALE COR	USTILAGO
Unregelmässige, eckige, unsichere und übertriebene Bewegungen – Patient reicht Hand zu weit hinaus, stolpert oder stelzt herum, lässt Dinge fallen, etc.		Zittriger, stolpernder, schleppender Gang, als ob die Füsse hinterhergezogen werden. Zehen sind angezogen.	
Kopf bewegt sich ständig		Kopf zuckt hin und her	
Krämpfe mit Zittern, Zucken, ruckartigen Bewegungen, besonders Augenlider (Nystagmus) und Zunge		Tetanische Krämpfe bei vollem Bewusstsein, Konvulsionen und Krämpfe in gelähmten Gliedern, Quälende Krämpfe mit Steifheit der betroffenen Stellen	Neuromuskuläre Übererregbarkeit mit klonischen und tetanischen Bewegungen
Zuckungen > Schlaf			
Grimassen Zucken der Ohr- und Gesichtsmuskeln	Zucken der Gesichtsmuskeln vor einem Asthmaanfall	Zucken der Bauchmuskeln	
Unruhige Arme, Zittern, besonders beim Schreiben		Kribbeln im Rücken, bis in die Finger und Zehen ausstrahlend	
Finger flattern krampfartig während er Dinge in der Hand hält.	Linkische Bewegungen, lässt Dinge fallen	Zuckungen und Krämpfe, dabei sind die Finger gespreizt	

2. NEIGUNG ZU PARÄSTHESIEN, KRIBBELN MIT TAUBHEITSGEFÜHL – MIT ODER OHNE SCHMERZEN BZW. ZUCKUNGEN

AGARICUS	BOVISTA	SECALE COR	USTILAGO
Gefühl, als ob von kalten oder heissen Nadeln durchbohrt	Brennendes Gefühl, als ob Funken im ganzen Körper seien	Gefühl, als ob er auf Samt ginge	Gefühl, als ob kochendes Wasser den Rücken entlangflöße
Gefühl, als ob ein kalter Tropfen oder ein kaltes Gewicht auf bestimmten Körperstellen läge			
Schmerzhafte Zuckungen in einzelnen Körperstellen gefolgt von Kälte und Steifheit	Polyneuritis mit Kribbeln und Taubheit	Taubheit, unerträgliches Kribbeln, beginnend in Gesicht, am Rücken, in den Gliedern und Fingerspitzen, > reiben; auf der Zungenspitze und am Hals	
Neuralgien als ob kalte Nadeln durch die Nerven gingen		Ameisenkribbeln auf der Haut	
Einschiessende und brennende Schmerzen entlang der Wirbelsäule			
Brennen, Jucken, Rötung und Schwellungen als ob erfroren			

3. NEIGUNG ZU BLUTUNGEN (HÄMORRHAGIEN)

BOVISTA	SECALE COR	USTILAGO
Nasenbluten, anhaltendes Nasenbluten bei Betrunkenen	Nasenbluten – anhaltend, dunkel, bei Älteren und Betrunkenen, Gaumenbluten	Stauungsblutung, passiv, langsame Blutungen oder Blutklumpen mit breiten, schwarzen Streifen
Blutungen dunkel, übelriechend	Blutungen – dünn, übelriechend, wässrig, quillt andauernd als schwar-ze Masse heraus, besonders während der Menses	Zwischenblutungen
Starke Blutungen (Metrorrhagien) besonders während der Menopause	Blutungen	
	Erbrechen mit Blut (Hämatemesis)	
	Blut im Urin	

4. NEIGUNG ZU ERHÖHTEM SEXUELLEN TRIEB UND MASTURBATION

AGARICUS	BOVISTA	SECALE COR	USTILAGO
Erhöhtes sexuelles verlangen bei Männern	Erhöhtes sexuelles verlangen bei Männern		Unwiderstehliches verlangen zu Masturbieren
Sexuelle Erregung bei Frauen	Lustvolle Gefühle, Kribbeln wie bei Koitus		Erotische Phantasien
	< Koitus		Ejakulation jede Nacht
	Liebesträume (Koitus)		Ejakulation, sogar während er mit Frauen redet

5. SCHNELL ERSCHÖPFT, BESONDERS NACH KOITUS ODER SEXUELLEM MISSBRAUCH

AGARICUS	BOVISTA	USTILAGO
Mann: starke Erschöpfung nach Koitus, Beschwerden nach sexuellen Orgien. Frau: Beschwerden nach Koitus, junge, hysterische Ehefrauen, die nach Koitus in Ohnmacht fallen	Geistige Unruhe und Verwirrung nach Koitus	Erschöpfung nach sexuellem Missbrauch

6. NEIGUNG ZU ERKÄLTUNG, FRÖSTELT, MAG SICH ABER NICHT ZUDECKEN

AGARICUS	BOVISTA
Häufiges Niesen ohne Rhinitis	Fröstelnder Patient
Naselaufen (klares Wasser) ohne Rhinitis	Kälteempfindlich
Niesen nach Husten	Frösteln während Schmerzen

7. MENOPAUSE

AGARICUS	BOVISTA
Schmerzlindernd, besonders nach der Menopause	Starke Blutungen (Menorrhagien) in der Menopause
	Stauungen an diversen Stellen, besonders während der Menopause
	Gereiztheit in der Menopause

8. NEIGUNG ZU NEUEM WACHSTUM

BOVISTA	SECALE COR	USTILAGO
Unechte Eierstockzysten (Parovialzysten)	Lymphatische Tumore	Fibrom (Tumor)

Schmerzhafte Eiterbeule im rechten Ohr mit übelriechender, eitriger Sekretion	Furunkel mit langsamen Wachstum und grünem Eiter	
	Blutblasen	

Pilzmittel sind auch sehr hilfreich bei geistiger Retardierung, wie die folgenden Rubriken (Gemütssymptome) bestätigen:

- Faulheit, Abneigung gegen Arbeit
- Fehler beim Schreiben, und beim Lesen,
- Gedächtnisschwäche getan hat; für das, was er eben
- Geistesabwesend
- Geistige Erschöpfung
- Gleichgültigkeit, Apathie allem; gegenüber
- Idiotie
- Konzentration schwierig
- Linkisches Verhalten
- Sinne abgestumpft
- Stumpfheit
- Verwirrung
- Vergesslich

KEYNOTES VON AGARICUS IM VERGLEICH MIT ANDEREN MITTELN (DIFFERENTIALDIAGNOSE)

Frostbeulen - Agaricus und Petroleum

Gemeinsamkeiten:

- Brennen, Juckreiz, Röte, Schwellung, < Winter, > Sommer

AGARICUS	PETROLEUM
Haut, rauh und trocken	Haut, sehr rauh und trocken
	Haut empfindlich, < bei Berührung durch Kleidung
	Haut, blutet leicht
Haut, Risse eher an der Oberfläche	Haut, Risse in der Tiefe
Juckreiz wechselt Stelle nach Kratzen	Juckreiz so stark, dass Patient die Haut blutig kratzt, Kratzstellen kühlen danach aus
	Unterdrückung der Frostbeulen führt zu Diarrhoe

DIAGONALE BESCHWERDEN – AGARICUS UND STRAMONIUM

AGARICUS	STRAMONIUM
Symptome erscheinen zur gleichen Zeit diagonal an beiden Körperenden (z. B. Schmerzen im rechten Arm und linken Bein). Häufig mit neurologischer Pathologie: z. B. zeigt sich an einem Ende nervöse Taubheit oder das Gefühl von kalten Nadeln und am anderen Ende Zuckungen, ruckartige Bewegungen und Krämpfe	Die Beschwerden zeigen sich diagonal, oben links und unten rechts. Meist handelt es sich um neurologische Muster: z. B. eine Seite Lähmung, die andere Krämpfe oder Zittern oder es zeigt sich eine rheumatische Symptomatik: einseitige Schmerzen im Hüftgelenk mit Schultergelenksschmerzen auf der anderen Seite

ANGST VOR KREBSERKRANKUNG – AGARICUS UND KALIUM ARSENICOSUM

AGARICUS	KALIUM ARSENICOSUM
Extreme Ängste, krank zu werden. Beschäftigt sich mit den Krankheiten der Menschen um ihn herum. Schlaflos aus Angst vor Krebserkrankung. Diese Angst wird durch das geringste Anzeichen von Schmerz irgendwo im Körper genährt. Patient stellt Schmerz übertrieben dar und besteht auf einer körperlichen Untersuchung mit Laborauswertung	Die Angst vor Krankheit bezieht sich nicht nur auf das Krebsgeschehen, sondern z. B. auch auf einen ischämischen Infarkt etc. Diese Ängste können zu Panikattacken führen mit Symptomen wie Erregung, umherwälzen im Bett, Aufschrecken aus dem Schlaf mit Atemnot, Gliederzittern und Frösteln. Diese Anfälle zeigen sich meist zwischen 1.00 und 3.00 Uhr morgens

PERIPHÄRE NEURITIS – AGARICUS UND ARSENICUM ALBUM

AGARICUS	ARSENICUM ALBUM
Gefühl von eiskalten Nadeln oder kaltem Gewicht auf betroffenen Stellen	Gefühl von heissen Nadeln
Juckreiz der betroffenen Stellen, als ob diese eingefroren wären < (eis)kalte Luft < Koitus < morgens < Alkohol	Nervöses Zittern der Finger, Finger können nicht ausgestreckt werden, Füsse sind unruhig, Parästhesien > heisse Anwendungen und Wickel < Mitternacht und später < feucht-kaltes Wetter < Tabak
Koitus, sexuelle Exzesse, Alkohol	Vergiftung durch Leichengift, Trauer, Schrecken, Verbrennung, Chininvergiftung

CHOREA (ZUCKUNGEN) – AGARICUS – ZINCUM - MYGALE LASIODORA

AGARICUS	ZINCUM
Diverse Formen: von einfachen, ruckartigen Bewegungen bis hin zu Tänzeln des gesamten Körpers	Hauptsächlich Zuckungen in den Extremitäten
Chorea - typische Kopfschmerzen	
Grimassen - Verzerrungen des Mundes > während des Schlafes < vor Gewitter < vor Koitus	Grimassen - Verzerrungen des Mundes < während des Schlafes < während des Zahnens < Stimulantien

AGARICUS	MYGALE LASIODORA
Zuckungen, besonders der Augenlider und der Zunge	Zuckungen, besonders der Gesichtsmuskel, Augen und Augenlider
Zuckungen auch häufig des rechten Armes und linken Beines oder der linken Gesichtshälfte	Besonders rechtsseitige Zuckungen
Form der Zuckungen: einzelne Muskelfasern zittern in schnellem Rhythmus und im Wechsel, und treiben den Patienten zum Wahnsinn	Form der Zuckungen: Mund und Augen öffnen sich abwechselnd in schneller Reihenfolge, kein Redefluss, eher Gestammel
Erschöpfung als Folge von sexuellen Exzessen	
Furcht ausgelöst durch Tod von geliebten Menschen, Trauer, Verletzungen	
Modalitäten: < vor Gewitter < Alkohol < Koitus > während des Schlafes	Modalitäten: < morgens > während des Schlafes

SYMPTOME DER WIRBELSÄULE – AGARICUS UND ZINCUM METALLICUM

AGARICUS	**ZINCUM METALLICUM**
Erschöpfung nach sexuellen Exzessen	
Furcht durch Tod von geliebten Menschen, Trauer, Verletzung	Schrecken, unterdrückte Hautausschläge und Absonderungen, Wirbelverletzungen
Krämpfe: < nach Koitus < nach Tadel oder Strafe Zuckungen durch unterdrückte Hautausschläge	Krämpfe: - während des Zahnens - durch Furcht - automatische Bewegung von einer Hand und dem Kopf
Begleiterscheinung: Steigerung der körperlichen Kraft	Begleiterscheinung: Blasses, weisses Gesicht, keine Hitze, kein Temperaturanstieg, Augenrollen und Zähneknirschen
Zittern: Unwillkürliche Bewegungen im Wachzustand, während des Schlafes hören sie auf, unruhige Arme	Zittern: Unruhige Füsse während Menses: zitternde Hände beim Schreiben
Zuckungen: Schmerzhaft, Körperstellen werden danach steif und kalt	Zuckungen: < nachts < während des Schlafes
Parästhesien: Berührungsempfindlichkeit am Rücken < frische Luft, < Sitzen, < Druck, Gefühl, als ob von eiskalten oder heissen Nadeln gestochen, Schmerzen begleitet von Kälte- und Taubheitsgefühlen mit Zittern, < Berührung Taubheit der Füsse beim Übereinanderschlagen	Parästhesien: Erträgt es nicht, wenn sein Rücken berührt wird, brennen entlang der Wirbelsäule < Sitzen, querverlaufende Gliederschmerzen niemals längsverlaufend, Ameisenkribbeln in den Füssen und am Rücken hindert am Schlafen , > Reiben, > Druck, eine Stelle taub, die andere empfindlich

AGARICUS	ZINCUM METALLICUM
Lähmung: Unsicherer Gang, stolpert über alles	Lähmung: Absteigend, stolpernd, spastischer Gang, wackelt beim Gehen hin und her, besonders nachts mit geschlossenen Augen
Modalitäten: < Gehen in frischer Luft < Alkohol < kalte Luft < vor Gewitter < Koitus > Bettwärme > langsame Bewegungen	Modalitäten: < Liegen < unterdrückte Hautausschläge, Menses Absonderungen > Bewegung > harter Druck > Reiben > Erscheinen der Hautausschläge

VERZÖGERTES WACHSTUM
AGARICUS – BARYTA CARBONICUM – CALCIUM CARBONICUM – NATRIUM MURIATICUM

AGARICUS	BARYTA CARBONICUM	CALCIUM CARBONICUM	NATRIUM MURIATICUM
Verzögertes Laufen, Sprechen und Lernen, grosse Gedächtnis- und Verständisschwierigkeiten, die das Kind sehr abhängig von seinen Eltern macht	Verzögertes Laufen, Sprechen und Lernen, auch aufgrund von mangelndem Vertrauen, Lernunfähig aufgrund von Idiotie, Physische und geistige Schwäche meist ist ein Entwicklungsbereich besonders stark verzögert	Mangelhafter Calcium und Phosphor Stoffwechsel daher Mangel an knochenaufbauender Substanz, pathologische Knochenfrakturen, deformierte Extremitäten, Neigung zu Knochenbrüchen	Sehr verschlossen, macht viele Fehler wenn er über etwas spricht über das es eigentlich nicht sprechen möchte, verzögertes Wachstum durch mangelnde Zuneigung derer dieses Kind sehr stark bedarf, schwere und unbeholfene Sprache, verzögertes Laufen aufgrund von schwachen Knöcheln

UNBEHOLFENHEIT (LÄSST DINGE FALLEN) – AGARICUS – BOVISTA – APIS

AGARICUS	BOVISTA	APIS
Unbeholfene Haltung und Bewegung bis hin zu Gleichgewichtstörungen durch Zittern und Zuckungen in den Extremitäten	Unbeholfenheit hauptsächlich wegen sexueller Exzesse	Rechtsseitige Lähmung nach tiefer Trauer, starke Neigung zu Lähmung der Extremitäten, bei Scharlach kann das gesamte Nervensystem gelähmt sein.
Schwierigkeiten bei der Bewegungs-koordination der Extremitäten. Überdehnung, zu weit hinausreichen, unkoordinierte eckige Bewegungen beim Auf- und Absteigen von Treppen, Unbeholfenheit beim Greifen und Tragen von Dingen, stolpern beim Gehen. Die Finger öffnen sich krampfartig, ohne ersichtlichen Grund. Patient lässt das fallen, was er gerade in der Hand hält	Unbeholfene Sprache: Stammeln und Stottern beim Lesen, Unbeholfenes Handeln: lässt Dinge fallen	Einseitige Lähmung mit Zuckungen auf der anderen Seite. Bei Rückenmarkserkrankungen: schwere kraftlose, steife Extremitäten, besonders Arme, unfähig etwas zu halten, muss gefüttert werden

VERSCHLECHTERUNG NACH KOITUS – AGARICUS UND KALI CARBONICUM

AGARICUS	KALI CARBONICUM
Die meisten ZNS Symptome wie Zuckungen und Zittern, < Koitus	Starke Erschöpfung des gesamten Organismus nach Koitus von Kopf bis Fuss besonders der Augenmuskel begleitet von weichen Knien und Schlaflosigkeit, diese starke Erschöpfung kann bis zu 3 Tage andauern
Ohnmacht nach Koitus aufgrund von Übererregung und Ängstlichkeit, Emotionen legen sich später wieder	

AGARICUS UND BUFO:
Gemeinsamkeiten

- Alkoholismus
- Auffahren
- Aufschreien - im Schlaf
- Beleidigt, leicht (= nimmt übel)
- Delirium tremens
- Destruktivität
- Exzentrizität
- Fehler - Sprechen, beim
- Fehler - falsche Worte; benutzt
- Furcht
- Furcht - Krankheit; vor drohender
- Gedächtnisschwäche - getan hat; für das, was er eben
- Gemein
- Gereiztheit
- Gesellschaft - Abneigung, gegen
- Hysterie
- Idiotie
- Kindisches Verhalten
- Lachen
- Lasziv, wollüstig
- Launisch
- Rachsüchtig, boshaft
- Seufzen
- Umherlaufen
- Unentschiedenheit
- Unheil - Frucht vor
- Verwirrung, geistige - Anstrengung
- Verwirrung, geistige - morgens, nach Mahlzeiten, als ob berauscht
- Wut, Raserei
- Zerstreut

Differenzialdiagnose

AGARICUS	BUFO
Abneigung gegen geistige Arbeit, Beschwerden durch geistige Arbeit, Abneigung von Fremden angesprochen zu werden	Abneigung gegen Musik, Abneigung gegen die Anwesenheit von Fremden
Angst vor Krebserkrankung	Angst vor Infektionen
Angst nachts zu ersticken	Angst in der Menge
Auffahren mit Zuckungen > Einschlafen	Auffahren im Schlaf, leicht
> Beschäftigung, Ablenkung	
Stumpfheit bei Kindern	
Egoistisch: Prahlen über ihre Heldentaten	
Extreme Trunksucht +++	Trunksucht +
Faulheit - Abneigung gegen Arbeit	
Gesten - greift in die Luft, Flockenlesen	Gesten - greift nach seinen Genitalien im Delirium
Grimasse - närrisch	Grimasse - Kichern
Lärm - und Geräuschempfindlichkeit	Lärm - und musikempfindlich
-	Kreischt bis er ohnmächtig wird
-	Obszönes Gerede
Ohnmacht nach Koitus	Ohnmacht nach Zuckungen
Schwierigkeiten Proportionen zu sehen	
Selbstmitleid	
Sehr belebend	
Spitzbübisch	
Sprache - unzusammenhängend, respektvoll, fröhlich, dichtet Verse, pfeift begleitet von Zuckungen	Sprache macht keinen Sinn, - dumm
Stur	
	Übertriebene Darstellung der Symptome
Umarmt seine Begleiter, küsst ihre Hände	

AGARICUS	**BUFO**
Verletzt sich am eigenen Körper	
	Verlangen zu schlagen
Versucht zu fliehen	
Wirft Dinge auf Menschen	Unanständiges Benehmen, Schamlosigkeit
Wut und Raserei extrem stark +++ und anhaltend mit Steigerung seiner Körperkraft,	Wut und Raserei
Wut und Verzweiflung	Verzweiflung

SECALE CORNUTUM
Gemütssymtome

Nach eingehendem Studium dieses Mittels wird deutlich, das es sich am besten für Frauen im Wochenbett bzw. Frauen nach einem Abort eignet.

Rubriken hierzu:

- Delirium - verlässt ihre Verwandten
- Verlässt Verwandte
- Verächtlich - Verwandte
- Verwandten machen sich über sie lustig

Irgendwann platzt diese Frau mit ihrer angestauten Wut heraus.

Rubriken hierzu:

- Delirium - rasend (= tobend)
- Destruktivität
- Kämpfen, möchte
- Manie, mit Raserei
- Manie mit Gewalttaten
- Raserei - gefesselt werden; muss
- Raserei - töten; versucht Menschen zu
- Raserei - Beissen, mit

SECALE zeigt auch eine markante Wahnidee

Rubriken hierzu:

- **„Der Raum ist wie Meeresschaum in einem Orkan"**
- Wahnideen - Zimmer - Meeres; das Zimmer sei wie die Gischt eines aufgewühlten
- Das Bild des Orkans steht hier für die aufgewühlten Gefühle des Patienten

Es ist auch ein gutes Mittel für Menschen mit Neigung zu manisch - depressiver Psychose, die schon lange dem Alkoholismus oder sexuellen Exzessen frönen.

Während der manischen Phase sind folgende Gesten zu beobachten:

- Gesten - Finger; spreizen
- Gesten - klatscht - über dem Kopf zusammen; die Hände
- Gesten - reisst - sich am Körper - Genitalien; an den

Für die Wut eines solchen Patienten gelten die gleichen Rubriken wie unter Wut weiter oben beschrieben. Anfälle manisch - depressiver Psychose erscheinen meist kurz nach der Geburt oder während der Stillzeit.

Mögliche erschwerende Begleiterscheinungen sind:

- Anhaltende Unterdrückung nach Schmerzen
- Kindbettfieber (febris puerpuralis)
- Unterdrückung der Milch

Während solcher Anfälle zeigt die Patientin oft ein zügelloses Benehmen.

Rubriken hierzu:

- Ankleiden - unanständig
- Delirium - erotisch
- Gleichgültigkeit - Entblössung
- Nackt sein, möchte
- Nackt sein - möchte im Delirium
- Reisst - sich am Körper - Genitalien; an den
- Schamlos

Ihr Verhalten kann sich bis zu Suizidversuchen steigern.

Rubriken hierzu:

- Suizidneigung
- Suizid - ertränken; durch
- Suizid - stürzt sich - Tiefe; in die
- Suizid - stürzt sich - Fluss; in einen

BOVISTA LYCOPERDON

Ethymologie:
Bovista - lat.: Wind brechen, Lykos - lat.: Wolf

Prüfung:
Bovista, der gewöhnliche europäische Puffball, wurde als erstes 1828 von Hartlaub, einem Mitprüfer Hahnemanns, geprüft.

Charakteristische Merkmale
- Fröstelnder Patient, kälteempfindlich, auch bei Schmerzen
- Hypotonie des Gewebes
- Geblähte Körperoberfläche, die leicht mit einem stumpfen Gegenstand (Schere oder ähnliches) einzudrücken ist.
- Geblähtes oder geschwollenes Gefühl im Kopf
- Grobe, fadenförmige, zähe Ausscheidungen

Die meisten körperlichen Symptome verschlimmern sich vor und während der Menses.

GEMÜTSENTWICKLUNG BEI BOVISTA LYCOPERDON

Ein typischer BOVISTA Patient schwankt während der Entwicklung seines Gemütes zwischen normaler Intelligenz und geistiger Retardierung hin und her. Im Vergleich zu anderen Pilzmitteln könnte man hier von einer niedrigen Intelligenzstufe sprechen. Der Grund hierfür ist entweder in einer Wachstumsstörung oder einer vorzeitigen Degeneration zu suchen.

Das zeigen folgende Rubriken sehr deutlich:
- Chaotisch
- Fehler - Orten, in
- Raum und Zeit, in
- Sprechen, beim
- Schreiben, beim
- Gedächtnisschwäche
- Geistesabwesend
- Idiotie
- Konzentration - schwierig
- Sinne - stumpf

- Stumpfheit (= Ideenmangel)
- Unbeholfen
- Verwirrtheit, geistige

Aufgrund der geistigen Retardierung, leiden sie u.a., wie andere Pilzmittel auch, unter sexuellen Exzessen und Verschlimmerung nach Koitus.
Was jedoch den Bovista Patienten ausmacht, ist seine Offenheit, mit der er über diese Probleme spricht. Vielleicht ist er auch nur zu naiv, um zu verstehen, dass das öffentliche Reden über Sexualität in den meisten Bereichen unserer heutigen Gesellschaft ein Tabu darstellt. Schon bei seinem ersten Praxisbesuch nimmt er kein Blatt vor den Mund.

Rubriken hierzu:

- Mutig
- Naiv
- Redseligkeit - offenherzig
- Wahrheit; sagt (vorbehaltlos)

Bestätigung für ihre gesteigerte sexuelle Lust findet man unter:

- **Beschwerden durch sexuelle Exzesse**
- Lasziv, lüstern
- Träume - erotisch
- Träume - Schlangen
- Schlangen symbolisieren sexuelle Energie und Impulskraft. Es kann aber auch bedeuten, dass bei einem Menschen genau diese Impulse blockiert sind

Dergleichen Offenheit und Herz werden von der Welt nicht besonders geschätzt; ein solcher Mensch wird eher verlacht oder sieht sich böser Kritik ausgesetzt.

Rubriken hierzu:

- Träume - ängstlich
- Haft (Gefangener)
- Verletzungen
- Gemüt - Furcht - Nadeln, vor (= spitzen Gegenständen)
- Streitsüchtig
- Fluchen
- Gereiztheit - nimmt alles übel

Nadeln und scharfe, spitze Gegenstände stehen hier für die auf ihn gedeuteten Zeigefinger seiner Mitmenschen, die ihn wegen seiner Offenheit und Naivität verspotten. Ein Bovista Patient lässt sich davon nicht beirren, sondern behält sein Verhalten bei. Er zieht sich jedoch mehr und mehr aus der Gesellschaft anderer zurück.

Rubriken hierzu:

- Abneigung - Gesellschaft,gegen
- Abneigung - allem; gegenüber
- Gleichgültigkeit, Apathie - Gesellschaft, in
- Gleichgültigkeit - allem; gegenüber
- Gleichgültigkeit - Leben; gegen das
- Spassen - Abneigung gegen

In diesem Zustand kann er auch dem Alkohol verfallen.

Rubriken hierzu:

- Alkoholismus
- Verwirrtheit, geistige - Wein; nach

CHARAKTERISTISCHE MERKMALE VON BOVISTA

KOPF

- Gefühl, als ob der Kopf vergrössert sei, besonders das Hinterhaupt
- Geistige Verwirrtheit und Taubheit im Kopf
  - > Koitus
  - > früh morgens
  - > frische Luft
  - > im Liegen
  - > beim Aufstehen
- Jucken der Kopfhaut ausstrahlend bis in den Nacken, > Wärme
- Tiefliegende Schmerzen im Gehirn
- Verdauungskopfschmerz

SCHWINDEL

- Schwindel und kurze Bewusstlosigkeit morgens
- Plötzliche Schwindelanfälle im Stehen
  - > morgens
  - > im Stehen

AUGEN
- Augen wirken schwach und trüb
- Objekte erscheinen näher als sie wirklich sind
- Sehverlust durch Lähmung des nervus opticus
- Starren auf eine Stelle

OHREN
- Diffuses Hören
- Eitrig - stinkende Absonderungen
- Furunkel im rechtem Ohr
- Schmerzen, > Schlucken

NASE
- Absonderungen - zäh, fadenförmig
- Einzelne Bluttropfen beim Niesen oder Schneuzen
- Kann nicht durch Nase atmen
- Nasenbluten, < morgens und im Schlaf
- Nasenbluten aufgrund von Trauma
- Nasenbluten begleitet von menstruellen Störungen

GESICHT
- Akne, < Sommer und aufgrund von Kosmetik
- Blasse Schwellung auf Unterlippe
- Häufiger Wechsel der Gesichtsfarbe
- Offene Lippen
- Schorf und Krusten um Nasenflügel und Mundwinkel

MUND
- Hämorraghien nach Zahnextraktion
- Starker Mundgeruch
- Starke Schmerzen in kariösen Zähnen
  > frische Luft
  > Wärme
  > abends
- Stottern
- Vermehrter Speichelfluss
- Zahnfleisch blutet, wenn man daran saugt

MAGEN
- Gefühl als ob ein Stück Eis im Magen läge
- Starkes Hungergefühl
- Übelkeit, > Frühstück
- Übelkeit und Frösteln, am Vormittag
- Verlangen nach kalten Getränken, nachmittags und abends

DARM
- Darmgeschwüre
- Erträgt keine enge Kleidung um die Taille
- Frösteln, besonders nach Stuhlgang
- Koliken, > Essen und sich nach vorn beugen
- Schneidende Krämpfe, < Ruhe, Blähungsabgang

REKTUM
- Chronischer Durchfall (Diarrhoe) bei alten Menschen, > nachts und früh morgens
- Stuhl: erster Abschnitt hart; letzter Abschnitt wässrig - dünn

UROGENTIAL SYSTEM
- Diabetes mellitus
- Harndrang kehrt nach Urinieren sofort wieder

Männer
- Heftiges sexuelles Verlangen
- Schwindel und Verwirrtheit nach Koitus

Frauen
- Ausfluss (Leukorrhoe), scharf, dick, grünlich - zäh
- Leichte Zwischenblutungen
- Leukorrhoe einige Tage vor und nach der Menses, wie Eiweiss
- Menses zu früh und reichlich, < nachts, > bei Bewegung
- Meist fliesst Menses nur nachts

HERZ
- Herzklopfen
- Herzklopfen < Baden, Erregung, während der Menses, beim Essen
- Herzklopfen mit Unruhe, Übelkeit mit Kopfschmerzen
- Sichtbares Herzklopfen bei älteren Damen

RÜCKEN
- Schmerzen und Steifheit im Rücken nach Beugung
- Unerträglicher Juckreiz am Steissbein, Verlangen, sich zu kratzen, bis Stelle wund wird

EXTREMITÄTEN
- Ausgeprägte Gelenksschwäche
- Feuchte Ausschläge auf Handrücken
- Handgelenk fühlt sich gestaucht an
- Unbeholfen mit den Händen, lässt Dinge fallen
- Ungewöhnlich tiefe Fingerabdrücke durch stumpfe Gegenstände

SCHLAF

- Starke Schläfrigkeit, < früh morgens, nachmittags, nach Mahlzeiten

FIEBER

- Frösteln vorrangig
- Frösteln mit Schmerzen
- Frösteln, täglich von 19.00 bis 22.00 Uhr
- Frösteln die ganze Nacht, mit Schaudern im Rücken
- Frösteln mit Durst
- Hitze mit Durst
- Erregung und Unruhe
- Morgenschweisse

HAUT

- Ekzem mit feuchten, dicken Krusten
- Ekzem, rot mit Brennen und Juckreiz
- Flechten, trocken, erscheinen bei warmen Wetter und während Vollmond
- Herpes der unteren Extremitäten
- Juckreiz in Wärme
- Nesselausschlag (Urtikaria) bei Aufregung

MODALITÄTEN

< Vor und nach Menses
< Wärme
< Heisses Wetter
< Kalte Speisen
> Sich nach vorne beugen
> Heisse Speisen

BOVISTA LYCOPERDON IM VERGLEICH MIT ANDEREN MITTELN (DIFFERENTIALDIAGNOSE)

DERMATOLOGISCHE BESCHERDEN - BOVISTA LYCOPERDON - APIS - DULCAMARA

BOVISTA	APIS	DULCAMARA
Haut lässt sich leicht eindrücken	Ödeme: Haut extrem gespannt und sehr berührungsempfindlich, Angioneurotisches Ödem besonders im Gesicht und auf Lippen, rosa-wächserne Schwellung	Ödem nach Malaria, Rheuma oder Scharlach
Herpes, besonders an den Beinen, trocken, tritt auf bei warmem Wetter und Vollmond		Warzen: flach und glatt
Urtikaria bei Erregung begleitet von rheumatischen Lähmungen, Palpitationen und Diarrhoe. Urtikaria morgens beim Erwachen, < Baden	Urtikaria: hochrot, Knötchen mit starkem Brennen, Urtikaria nach exzessivem Sport	Urtikaria mit gastrischen Störungen: grosse Quaddeln, tritt auf Anfang Winter < kalte Luft < Entblössen
Ekzem: dicke Krusten oder Grind mit darun-terliegendem Eiter brennend und juckend	Ekzem mit starker Schwellung	Ekzem besonders an Gesicht, Genitalien, Hände, Ausschlag mit gelblich - brauner Kruste, < vor und während Menses
Modalitäten: < morgens < warmes Wetter < sich erwärmen < waschen	Modalitäten: < Wärme < geschlossene Räume < kalte Anwendungen	Modalitäten: < unterdrückte Hautausschläge < Wärme > Kälte

HÄMORRHAGIEN – BOVISTA –SECALE CORNUTUM – USTILAGO

BOVISTA	SECALE CORNUTUM	USTILAGO
Hämorrhagien: Sickerblutung durch Aussacken der Kapillaren	Passive Hämorrhagien bei schwächlichen, kachektischen Frauen, anhaltende Sickerblutung: wässrig, dünn, übelriechend und schwarz,Blutung meist aus Uterus und Nase, Nasenbluten: anhaltender dunkler Blutfluss bei alten Menschen Alkoholikern oder jungen Frauen, kleine Wunden bluten stark	Passive Hämorrhagien, oft klumpig, Sickerblutung: wässrig - dunkel oder hochrot, Blutung meist aus Uterusseltener aus Lunge und Eingeweide
	Begleiterscheinung: extreme Erschöpfung	
Modalitäten: < nachts		Modalitäten: < bei der geringsten Provokation

MENSTRUATIONSBESCHWERDEN – BOVISTA UND AMBRA GRISEA

BOVISTA	AMBRA GRISEA
Menses zu früh mit zu starken Zwischenblutungen, < nachts > Bewegung	Menses zu früh, zu reichlich, < hinlegen Zwischenblutungen nach kleinsten Unfällen, harten Stühlen, längeren Spaziergängen
Reichlich besonders frühmorgens, tagsüber wenig, nachts starke Blutungen	
Ausfluss (Leukorrhoe), beissend scharf, grünlich – dick, hinterlässt grüne Flecken auf dem Bettlaken < nach Menses und beim Gehen	Bläulicher Ausfluss (Leukorrhoe), < nachts
Begleiterscheinung: Wundsein der Schamgegend während der Menses	Begleiterscheinung: Juckreiz in Schamgegend (Pudendum) < beim Urinieren